はじめに　～生死を分けたその瞬間～

生きていると、過去を振り返って「あのときがターニングポイントだった」と思うことがあるものです。私にとって、とりわけ強くそれを感じるのが、患者さんと二人三脚で取り組むがんの治療においてです。

がんは複雑な病気です。全身のさまざまな部位に生じるうえに、病理診断的にも多くの種類があり、先天的・後天的な多数の要素がからんで発生・進行します。ですから、一つの治療法の選択がすべてを運命づけるということはありませんが、それでも、とくに危機的な状況を乗り切ったあとには、「あのときが重大な局面だった」とつくづく感じることがあるのです。

私は医師になったときから、「消化器がんの患者さんを一人でも多く救いたい」という思いを胸に秘めて研鑽《けんさん》を積んできました。消化器外科医である私にとって、それは「より早く的確な手術ができるようになること」でした。

しかし、都立病院の外科部長を務めていた2002年、自分の科で5年間に手術した患者さんの追跡調査を行ったところ、その生存率の低さに愕然《がくぜん》としました。根治《こんち》手術（その時点で確認できる病巣部《びょうそうぶ》をすべて切除する手術）に成功した患者さんだけを対象とした調査だったにもかかわらず、一般的にがんの治癒《ちゆ》の目安とされる5年生存率はわずか52％という数字だったのです。

　このことをきっかけに、がんの三大療法（手術・放射線療法・抗がん剤）に限界を感じ、１９９０年代後半より、以前から着目していたがんと食事との関係を真剣に研究し始めました。その結果、たどり着いたのが、現在、多くの患者さんに指導している済陽式《わたよう》がんの食事療法です。

　私はがんの三大療法を決して否定しているわけではありません。三大療法は、いずれも年々進化し、すぐれた治療法が多く登場しているので、それらを最適に組み合わせることを常に考えています。現在も、患者さんの治療方針の選択にあたっては、より効果的に三大療法が受けられるよう、他の医療機関と連携を図《はか》ったり、適切な医療機関を紹介したりしています。

　しかし、三大療法だけでは太刀打ちできないケースがあるのも事実です。これには明確な理由があります。三大療法は、それぞれ違うアプローチによるがんの治療法ですが、「がん細胞を攻撃する」という点では共通しています。その分、正常細胞、とりわけ免疫《めんえき》細胞（病原体やがん細胞を打ち負かす細胞）へもダメージを与えます。

　本来なら、免疫細胞を下支えしながら、がん細胞を攻撃するのが理想です。近年では、正常細胞へのダメージの少ない治療法が開発されているものの、三大療法には、やはり免疫も弱める「両刃《もろは》の剣《つるぎ》」という側面が依然としてあります。ですから、ある程度まで治療を進めていくと、どうしても効果に限界がきたり、体への負担のほうが大きくなったりしてしまうのです。

三大療法のこうした弱点を補《おぎな》うのが食事療法です。わかりやすく「食事療法」と呼んでいますが、実態は「栄養・代謝《たいしゃ》（体内での物質の変化や入れ替わり）療法」です。がんの患者さんの体には、もともとがんの増殖《ぞうしょく》・発病を許した代謝異常や免疫の低下などがあります。それを、食事によって根本から是正《ぜせい》し、体内に病原体やがん細胞が侵入しても発病を抑える「免疫力」を強化していくのが食事療法の主眼です。同時に、がん細胞の増殖を促《うなが》す成分を極力へらし、いわばがんを「兵糧攻《ひょうろうぜ》め」にするという目的もあります。

その内容は、決して生《なま》やさしいものではありません。「野菜・果物ジュースを一日に1リットル以上飲む」「無塩に近い減塩」「動物性たんぱく質・脂肪《しぼう》をさける」など、ある意味ではバランスを欠く過激な食事です。しかし、これを実践すると、三大療法だけではもはや望みがないと思われた再発・転移がん、多発がんなどでも、目を見張るような回復ぶりを示すことがあります。

くわしくは第1章で述べますが、現在のところ、適切な三大療法にがんの食事療法を加えた患者さん505名（平均観察期間：5ヵ年）で統計をとっており、その有効率（寛解《かんかい》・改善）は60％強です。対象者の90％近くは、ステージⅢ（3期）〜Ⅳ（4期）で、晩期《ばんき》がんを含む進行がん、再発・転移がん、多発がんなどです。そして、全体の約半数は、手術不能とされた症例です。

このような進行度のがんが大半を占めることを考えると、60％強は驚異的な数字といえるでしょう。さらに、大量の野菜・果物ジュースの飲用をはじめ、先にあげたようながんの食事療法の基本をかなり忠実に実行した患者さんについて見ると、その有効率は7～8割となります。通常の治療法に、食事療法を加えることの威力が感じられる数字です。

がんの食事療法は、ここ20年ほどでかなり認知されてきました。当初は、「食事でがんが治るなら苦労しない」「怪《あや》しい治療法」などともいわれましたが、最近ではがん専門病院から紹介されて、食事療法を希望する患者さんが当院に来院することもふえています。とはいえ、まだまだ一般的な治療法として認められていないので、患者さんが「三大療法以外に何か手だてはないか」と必死に探して、ようやくがんの食事療法を知るというケースが多いのが現状です。

「三大療法の枠内だけであきらめてしまっていたら、おそらく命の火はつなげなかっただろう」という多くの症例を経験してきました。だからこそ、冒頭の話に戻りますが、「あの選択・あの実践・あの努力が患者さんの命を救った」といえるポイントが確かにあるのです。

本書では、三大療法だけでは治癒・改善がむずかしいと思われた状況から、済陽式がんの食事療法を加えることで回復した11例を紹介します（症例報告6例、体験手記5例）。併せて、そのかたがたの闘病のプロセスの、どこが生死を分けた重要ポイントであったかについて解説します。

がんは複雑な病気であるだけに、個人の症例や体験がほかの人にそのまま当てはまるとは限りません。しかし、重要なポイントを知ることは、闘病の大きなヒントになり、力を与えてくれるでしょう。

また、がんの食事療法は、現状では進行がんや再発・転移がんになってから着目する人が多いのですが、できればがんになる前から知っておき、そのエッセンスだけでも実践するのがベストです。現在の日本では、3人に1人が高血圧、5人に1人が糖尿病かその予備群といわれています。がんは、おおむね2人に1人が発症し、3人に1人が亡くなっています。高血圧や糖尿病の予防を意識するのと同じかそれ以上に、本来はがんの予防も意識する必要があるはずです。そこで第3章と第4章では、「がんの予防」に役立てたい人に向けても、そのポイントを記しました。

がんとの闘病生活を送るかたがた、がんの予防を心がけたいかたがたのガイドブックとして、本書が役立てば、著者として望外の喜びです。

2021年9月

済《わた》陽《よう》高《たか》穂《ほ》

進行がんが消えていく食事 成功の極意

目次

はじめに ～生死を分けたその瞬間～ ……… 1

第1章 死の淵から生還した患者さんの実例

絶望的に見えても一変する場合がある ……… 14
乳がんの切除後に生じた胸壁への再発がんと
背骨などへの多発骨転移が半年足らずできれいに消えた ……… 16
前立腺がんが肺と骨に転移し副作用で抗がん剤も使えなくなったが
1年余りですべてのがんが消失 ……… 21
両肺の間にできた巨大な悪性リンパ腫が
11ヵ月ほどの食事療法でみごとに消えて残骸のみになった ……… 26

リンパ節と肝臓に転移した胃がんで余命13ヵ月といわれたが
転移巣が消えて手術でき10年以上生存……31
切除不能で抗がん剤も効かなかった12センチの巨大な肺がんが
10ヵ月後には4分の1に縮小……36
肝転移を起こした膵臓がんで手術不能だったが
転移巣が消えて原発巣を切除でき無事に回復……40

第2章 がんの治療法に対する迷いとその解決法

食事療法と三大療法は弱点を補い合う関係……46
抗がん剤で白血球数が一定レベル以下になったら減薬などを検討……48
副作用がつらいときはがまんしないで相談する……50
がんの食事療法に関する家族としての迷い……52
食事療法の継続を妨げるこんな事情があるときは……54
余命宣告は「三大療法の枠内」の統計だと知っておく……56

第3章

済陽式がんの食事療法のすべて

再発・転移・多発がんを主な対象として有効率60％強……60
手術後や抗がん剤治療中から行うのが理想的……63
済陽式がんの食事療法の基本は6箇条……65
第1条　大量の野菜・果物ジュースを飲む……68
新鮮な野菜・果物ジュースは「天然の抗がん剤」……68
第2条　限りなく無塩に近い塩分制限……73
塩分は高血圧だけでなくがんのリスクも高める……73
第3条　肉食の制限……80
牛肉・豚肉などのたんぱく質はがんのリスクを高める……80
肉類の脂肪のとりすぎでがんに対する免疫が低下……82
第4条　未精白の主食をとる（豆・イモ類も）……88
胚芽にはがんの抑制に役立つ物質が多く含まれる……88
代謝を整える成分が豊富な豆・イモ類も活用……90

第5条　免疫アップに役立つ食材をとる
（乳酸菌、海藻、キノコ、レモン、ハチミツ、ビール酵母）………94
六つの食品で免疫力の強化を図る………94
乳酸菌＝腸の善玉菌をふやして免疫増強………95
海藻＝豊富なフコイダンが免疫力を高める………96
キノコ＝β－グルカンが小腸で免疫を活性化………97
レモン＝エネルギー産生に必須のクエン酸が豊富………97
ハチミツ＝免疫の強化に役立つ花粉を含む………98
ビール酵母＝良質なたんぱく質やビタミンB群がとれる………99
第6条　オリーブ油、ゴマ油、ナタネ油の活用………102
安定していて酸化しにくい植物油………102
6箇条以外に気をつけたいこと（水・喫煙・飲酒）………105
ふだんからとり入れたいがんの予防食………108
済陽式がんの食事療法のエッセンスを生かしてがんを予防………108
グラフ　済陽式がんの食事療法 最新レシピ………113

第4章 がんと闘うための生活の工夫

がんを抑制するにはたっぷりの睡眠を ……… 130
免疫力アップには無理のない運動や入浴も大切 ……… 133
生きがいを感じることや笑いが免疫力を高める ……… 135
がんの予防に役立つ生活上の心がけ ……… 139

第5章 進行がんを食事で克服した体験者の手記

肺がん切除の2年後に発症した悪性リンパ腫が
半年後には治癒し10年以上再発も転移もなし ……… 142
腹部いっぱいに広がり余命6ヵ月といわれた腹膜がんが
わずか5ヵ月でほとんど消えて腫瘍マーカー値も劇的に改善 ……… 151

膵臓がんが肝臓に転移して余命7～8ヵ月といわれたが
8年以上たっても原発巣が大きくならずほかの転移もなし ……… 161
全身の骨に転移したステージⅣbの前立腺がんがほとんど消えて
12年経過しても健康そのもの ……… 170
父の鼻の中にできた悪性黒色腫が1年で完全に消え
10年たっても再発せず80代でもいたって元気 ……… 180

付章

がんの食事療法のここが知りたいQ&A

細かい疑問点や付随して知っておきたいこと ……… 190

おわりに ……… 204
参考文献 ……… 206

装丁・本文デザイン　オフィスハル
写真（カバー表３）　富田浩二
本文イラスト　堀江篤史
図版作成　田栗克己

第1章

死の淵から生還した患者さんの実例

絶望的に見えても一変する場合がある

がんが転移した場合、とくに原発巣《げんぱつそう》（最初にがんができたところ）から離れた部位の遠隔転移が発見されると、原則的に「手術の対象外」となります。

なぜなら、がん細胞がすでに全身に散らばっていると考えられるため、確認できる病巣《びょうそう》だけを手術で切除しても、大きな効果は期待できないからです。ならば体に負担をかける手術はさけたほうがよい、というのが標準的な治療方針です。

最近では、いろいろな低侵襲《ていしんしゅう》（体への負担が少ないこと）の手術も登場していますが、そうであっても手術は体への負担になります。手術ががん病巣を刺激し、急激な悪化を招く場合も多いのです。そのため、転移が確認されると、原発巣を含めて手術は行わないのが原則です。

このように、転移がんが見つかった症例を手術の対象外とするのにはれっきとした理由があるのですが、「手術不能」といわれると、患者さんとしては絶望感を抱くでしょう。

「この状態では余命○ヵ月と考えられます」などと、転移が見つかった時点で余命宣告をされるケースもあります。そうなればなおのこと、患者さんとご家族は崖《がけ》っぷちに立たされた心境になるでしょう。

しかし、ここで重要なのは、こうした治療方針も余命宣告も、「標準治療（三大療法）の範囲内で判断しているにすぎない」ということです。そこに、食事療法を加えることで、絶望的に見える状況も一変することがあるのです。

手術・放射線療法・抗がん剤という三大療法は、長年にわたって先人たちがつくり上げてきたがんの治療法で、有効なのは確かですが、一つ大きく抜け落ちている視点があります。「はじめに」でもふれたとおり、これらはいずれもがんを攻撃する治療法であり、免疫力《めんえきりょく》（体内に病原体やがん細胞が侵入しても発病を抑える力）を高める視点が抜け落ちているのです。

そこを補強するのに最も大きな力を発揮するのが食事療法です。がんを攻撃する一方で免疫力を落としてしまう三大療法に、免疫力を下支えする食事療法を加えると、車でいうならきちんと両輪がそろい、バランスのとれたがん治療ができるようになります。

以下に、そのような「両輪のそろったがん治療」によって、一見、絶望的に見える状況をくつがえした六つの症例を紹介しましょう。できるだけ検査画像や腫瘍《しゅよう》マーカー（がんになると血中にふえ、がんの診断の指標となる物質）の推移などもあげながら紹介します。それぞれの症例報告の末尾で、状況を一変させたポイントについても解説しているので、ぜひ闘病の参考にしてください。

症例1

乳がんの切除後に生じた胸壁への再発がんと背骨などへの多発骨転移が半年足らずできれいに消えた

O・Mさん　43歳・女性

O・Mさんは２０１５年11月、43歳のときに、左乳房のしこりに気づいて受診したところ、乳がんと診断され、翌２０１６年2月に左乳房の全摘術（乳房全体を切除する手術）を受けました。術後には抗がん剤とホルモン剤による治療を1年半以上にわたって続けました。

ところが、その治療がまだ継続していた２０１７年9月、左の胸壁《きょうへき》にがんの再発が確認されたのです。胸壁とは、肋骨《ろっこつ》・胸骨《きょうこつ》・胸椎《きょうつい》（背骨の胸の部分）と、それらで囲まれた部分の筋肉などを指します。O・Mさんの再発がんは、胸壁に多発していたため、２０１７年9月に、可能な限り切除手術を行いましたが、取りきれない病巣が残りました。

それらのがんについては、放射線の照射を行い、引き続き抗がん剤とホルモン療法も行いました。しかし、かかっていた総合病院では、「もはや治療する手立てがない。かなり厳しい状態」と診断され、当院に紹介されて２０１７年10月に来院されました。

当院でPET《ペット》（陽電子放出断層撮影《ようでんしほうしゅつだんそうさつえい》）－CT（コンピュータ断層撮影）による検査を行ったところ、左肋骨、第7胸椎などに再発がんが残存しており、ほかに仙骨《せんこつ》（背骨の最下端の平たい骨）や腸骨《ちょうこつ》（骨盤《こつばん》を構成する左右の大きな骨）などへの多発骨転移も認められ、全身の広範囲の骨にがんがあるという状況でした（19ページの右上と左上の写真）。

骨転移は、進行すると耐えがたいほど強い痛みを起こしますが、O・Mさんの場合、この時点ではとくにハッキリした痛みは訴えていませんでした。症状が出る前に、PET－CT検査で転移巣が見つかったわけです。

そこで、済陽式《わたよう》がんの食事療法を指導したところ、O・Mさんはすぐに開始されました。しぼりたての新鮮な野菜・果物ジュースを一日1・5リットル飲み、塩分は極力へらし、牛乳・豚肉はさけるなど、基本のやり方に忠実に実行しました。O・Mさんの場合、とくに強く指導したのは牛乳・乳製品をやめることで、ヨーグルトも豆乳ヨーグルトに変えてもらいました。

済陽式がんの食事療法では、牧場で飼育し、牧草を主体とした飼料で育ったウシのものであれば、牛乳・乳製品をやめることを必須《ひっす》にはしていません。しかし、乳がんや子宮《しきゅう》がん、卵巣《らんそう》がんなど、女性ホルモンに関係するがんの場合は、これまでの経験から、牛乳・乳製品をさけるほうがよいことがわかっているので、できるだけやめるように指導しています。

ほかに、生活パターンも変えてもらいました。O・Mさんには当時10歳と12歳の娘さんがいました。この年代の女性に多く見られるケースで、O・Mさんは炊事・洗濯・掃除といった家事をこなすほか、子供さんの世話にも手を取られて、過労や睡眠不足が続いていました。

第4章で改めて述べますが、免疫力は睡眠や休養にも大きく左右され、それらをじゅうぶんにとらないとリンパ球（免疫をになう白血球《はっけっきゅう》の一種）がふえないため、がんとの闘病では不利になります。

O・Mさんにもそのことを話し、ご主人や娘さんたちの協力を得て、一日8時間以上、できるだけ9時間近く寝ることや、入浴をシャワーですませずにゆっくり全身浴することなどを心がけてもらいました。

こうした食事療法と生活改善を続けたところ、2018年3月の検査で、残存がんと骨転移がんが消失していました（左ページの左下と右下の写真）。食事療法の開始から半年足らずで、全身に多発していたがん病巣がすべて消えたのです。O・Mさんは「もはや望みがないと思っていましたが、この療法にかけて本当によかったです」と、たいへん喜んでいました。

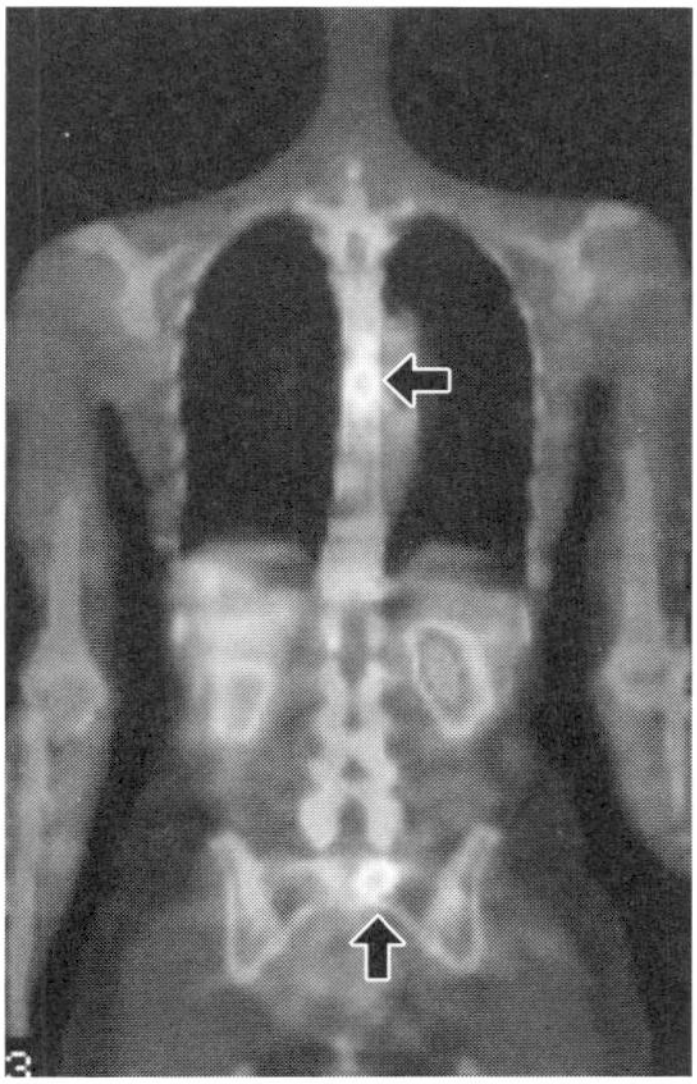

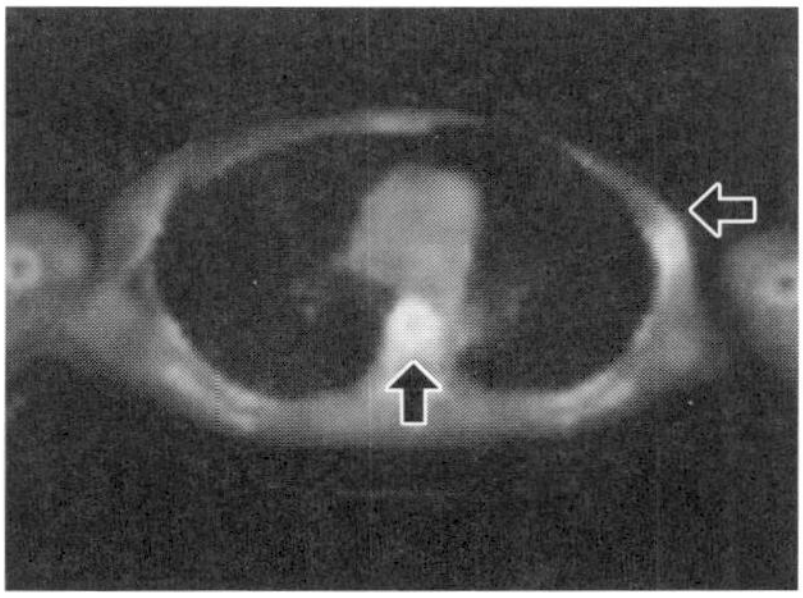

2017年10月のPET-CD画像。左の写真に第７胸椎と仙骨の転移が、右の写真に第７胸椎とともに左肋骨の転移が認められた

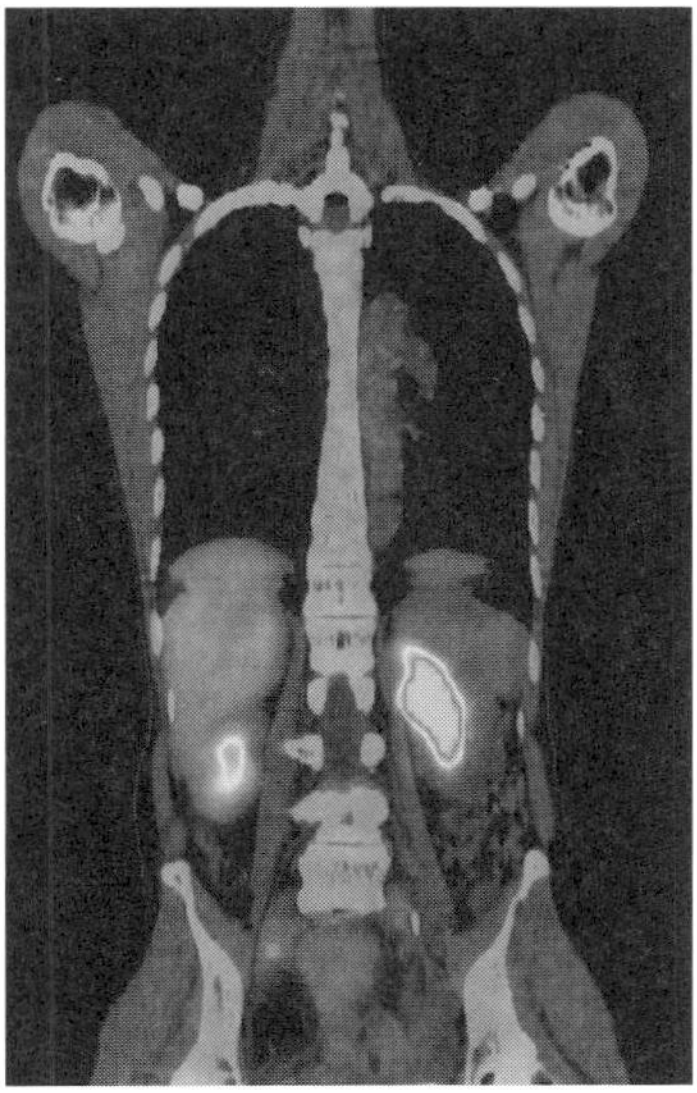

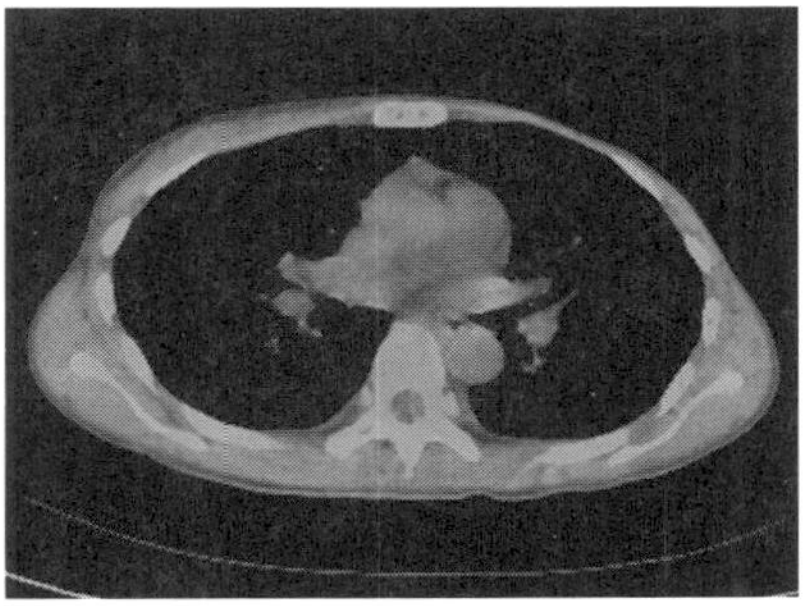

2018年３月の検査ではすべての骨転移がきれいに消えていた

O・Mさんの成功のポイント

❶食事療法との出合い

もともとかかっていた総合病院の医師が当院と連携していたので、紹介されて来院し、がんの食事療法を実行することができました。とくにO・Mさんのように再発・転移巣が多発している場合は、食事療法を知って実践できるかどうかが大きなカギとなります。

❷生活改善

忙しい現代人は、睡眠や休養を軽んじる傾向があります。しかし、じゅうぶんに休むことは、自律神経《じりつしんけい》（意思とは無関係に血管や内臓の働きを支配している神経）や免疫の状態を改善させ、闘病に有利な状況をつくり出します。O・Mさんの場合、ご家族の協力を得て睡眠や休養をとり、全身浴ができたこともポイントになりました。

❸牛乳・乳製品の禁止

牛乳・乳製品をさけたことも大きかったと考えられます。中国には、乳がんが非常に少ないのですが、これは牛乳・乳製品の摂取《せっしゅ》が少ないからではないかという見方があります。乳がんをはじめ、卵巣がんなどの女性特有のがんでは、牛乳・乳製品をさけることがポイントになります。

症例２

前立腺がんが肺と骨に転移し副作用で抗がん剤も使えなくなったが１年余りですべてのがんが消失

Ｔ・Ｔさん　59歳・男性

Ｔ・Ｔさんは２０１７年６月、59歳のときに、健康診断で受けた胸部Ｘ線検査によって肺にがんが見つかりました。６ミリ以下のがん病巣が左右両肺に多発していたのです。さらに、前立腺《ぜんりつせん》が大学病院でくわしい検査を受けたところ、骨盤への骨転移も見つかりました。前立腺がんの腫瘍マーカーであるＰＳＡが、86・３ng／mlと高いことがわかりました（基準値は４ng／ml以下）。そこで、ＰＥＴ-ＣＴ検査を行ったところ、前立腺の左側部分に直径２センチあまりのがんが発見されました。

けっきょく、原発巣は前立腺がんで、最初に見つかった肺の病巣は前立腺がんからの転移だったのです。転移がんが多発しているので、手術は行われず、ホルモン療法と抗がん剤を主体とした治療が開始されました。

前立腺がんには、ホルモン感受性の高い場合とそうでない場合があり、前者にはホルモン療法が効果を発揮します。T・Tさんのかかっていた大学病院では、ホルモン感受性の高いがんであることを確認したうえで、ホルモン療法を行ったのです。

ホルモン療法とともに、3ヵ月ほどかけて抗がん剤を3回投与したところで、白血球数の減少していることがわかりました。抗がん剤には「骨髄《こつずい》抑制」と呼ばれる代表的な副作用があります。これは、白血球や赤血球《せっけっきゅう》をつくる骨髄の機能が低下し、免疫機能の主軸である白血球が減少することです。

多くの抗がん剤は、増殖《ぞうしょく》速度の高い細胞をターゲットにしています。がん細胞は正常細胞より早く増殖するので、そこを狙《ねら》ってがん細胞を攻撃できるようにつくられているのです。

そのため、正常細胞のなかでも早く増殖する毛母《もうぼ》細胞（髪などの毛を生み出す細胞）や味のセンサーである味蕾《みらい》の細胞などがダメージを受けやすくなりますが、活発に分裂する骨髄の細胞も同じです。骨髄抑制が起こると、抗がん剤の使用を控えざるを得なくなります。

T・Tさんの場合も、そうした骨髄抑制が起こったので、抗がん剤は使えなくなりました。T・Tさんは、ほかに希望が持てる治療法はないかと探し、がんの食事療法に関する拙著を見つけて、翌2018年1月、主治医の紹介状（診療情報提供書）を携《たずさ》えて来院されました。

その時点でのPET-CT画像では、依然として前立腺のがん病巣が確認されました（左ペー

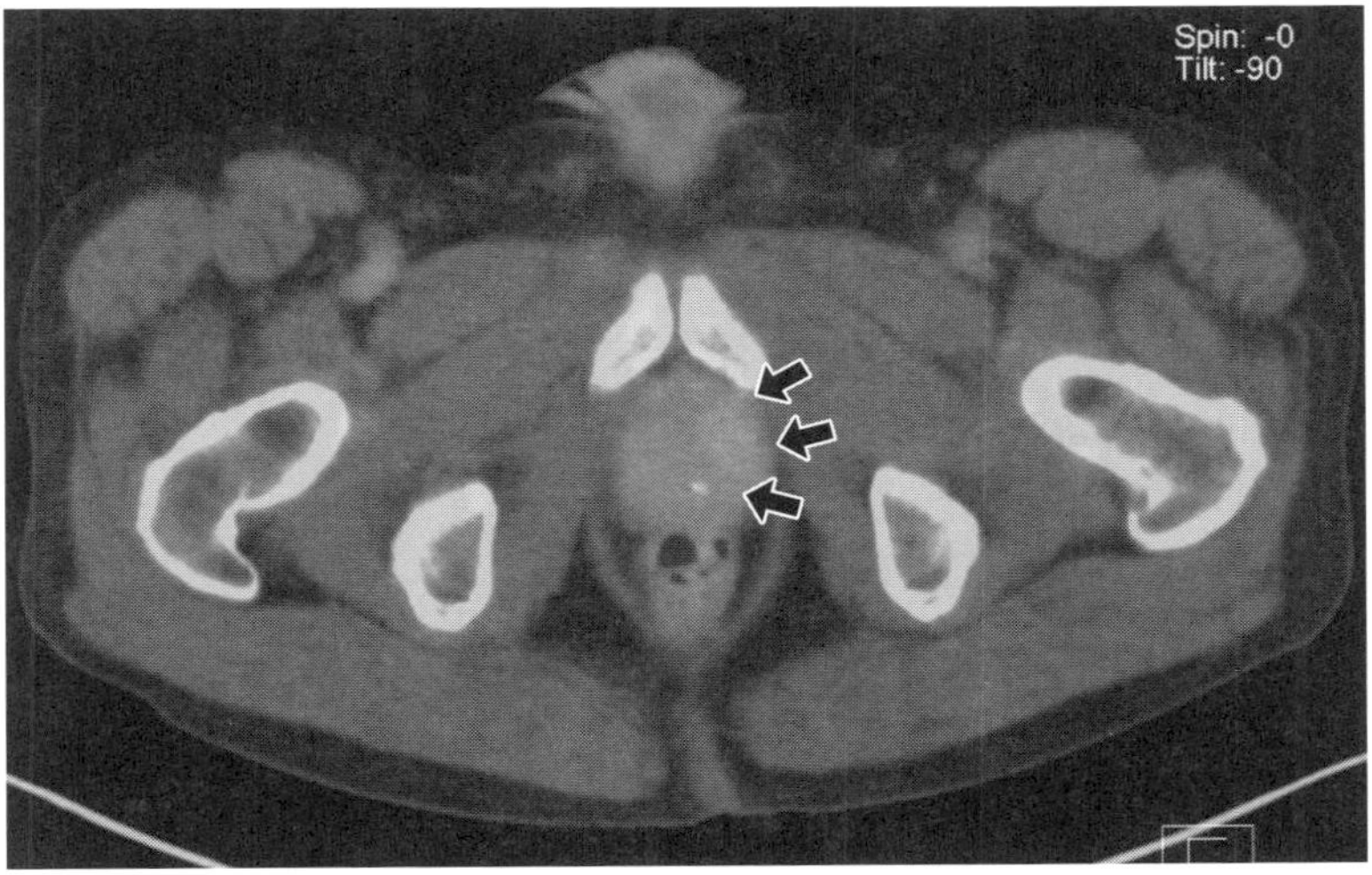

2018年１月のPET-CT画像。前立腺の左葉（矢印）にがん病巣が確認された

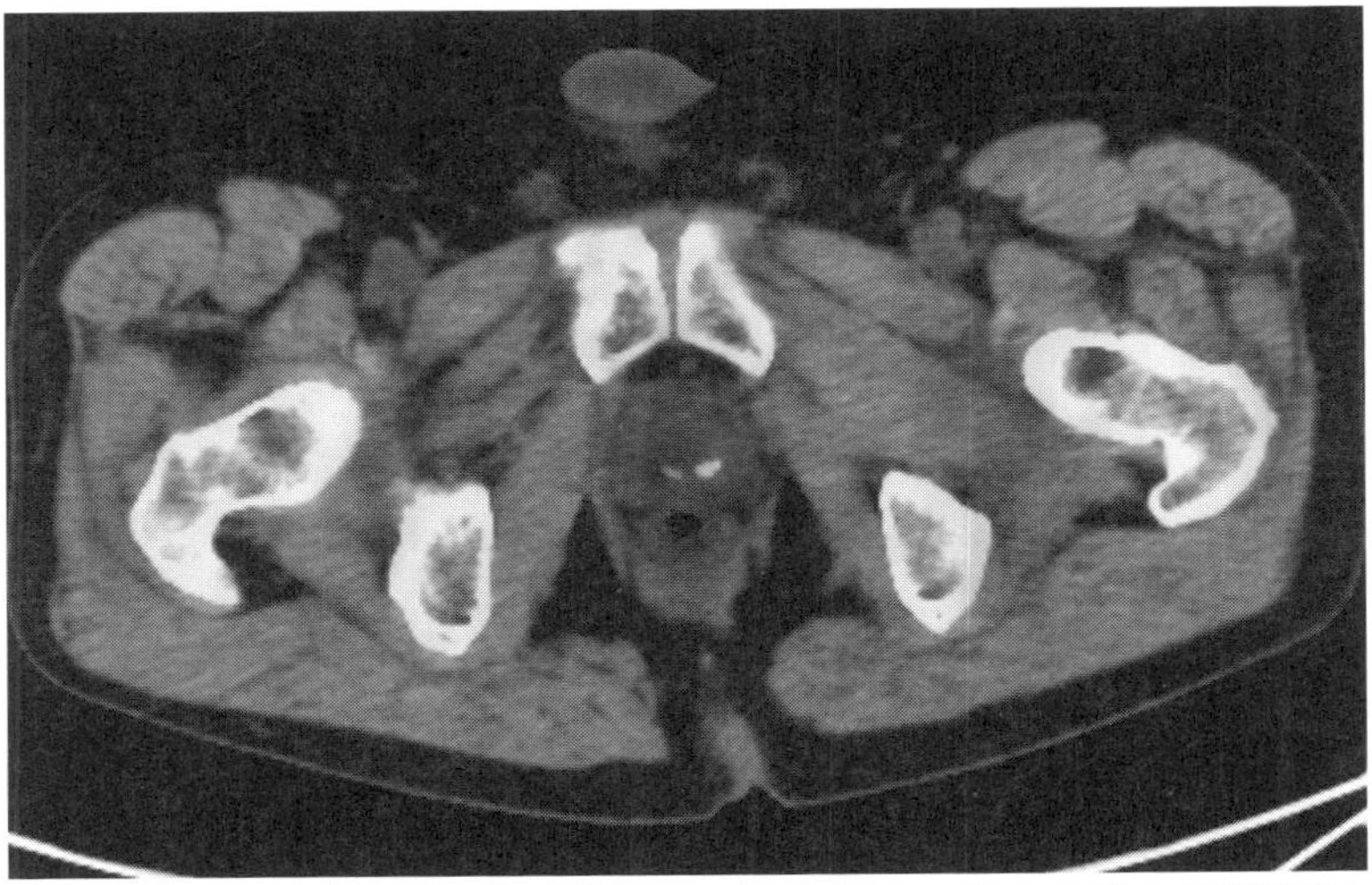
2019年４月の検査で原発巣が消えていた。同時に、肺と骨盤の多発転移も消えているのが確認できた

ジの上の写真）。

早速、食事療法を指導し、Ｔ・Ｔさんに実践してもらいました。当初は大学病院でのホルモン療法も継続しながら、大量の野菜・果物ジュースの飲用、塩分制限、肉類の制限などを続けたのです。

とくに、新鮮な野菜をジュース以外でもとることや、未精白の穀類に含まれる胚芽《はいが》成分を週に2〜3回とることをすすめました。これらに含まれる抗酸化成分（酸化を防ぐ成分）が、骨髄抑制に対して効果を発揮すると考えられるからです。加えて、Ｔ・Ｔさんは、塩分制限も徹底して行われたようです。

こうした食事療法を続けたところ、1年3ヵ月後の２０１９年4月のＰＥＴ－ＣＴ検査で、原発の前立腺がんが消失していることがわかりました（23ページの下の写真）。同時に、肺と骨盤の多発転移も消えており、寛解《かんかい》（治癒《ちゆ》状態）となったのです。

なお、ＰＳＡはホルモン療法によって２０１７年10月の時点で０・０３ng／mlまで激減していましたが、食事療法によってさらに下がって０・０１ng／mlとなりました。

Ｔ・Ｔさんの成功のポイント

❶積極的な治療法の探索

Ｔ・Ｔさんの場合、抗がん剤が使えなくなった時点で、治療法の選択肢がホルモン療法だけになりました。このとき、自《みずか》ら「ほかに有効な治療法はないか」と探し、がんの食事療法を知ることができた点が重要でした。

❷野菜や胚芽成分の摂取と塩分制限

野菜・果物ジュースとともに胚芽成分の摂取に努めたことで、骨髄抑制が改善され、免疫力の回復が促《うなが》されたと考えられます。さらに、徹底した塩分制限が、がんの消失をあと押ししたのでしょう。

❸ホルモン療法との併用

大学病院でのホルモン療法も継続しながら食事療法を行ったことも、大きなポイントでした。「ホルモン療法だけ続けてもよかっただろう」という意見もあるでしょうが、がんは一筋縄《ひとすじなわ》ではいかない病気です。Ｔ・Ｔさんのように骨髄抑制が起こったケースでは、食事療法で免疫力を高めることの意味はよけいに大きかったといえるでしょう。

症例3

両肺の間にできた巨大な悪性リンパ腫が11ヵ月ほどの食事療法でみごとに消えて残骸のみになった

T・Kさん　21歳・男性

T・Kさんは2008年10月、21歳のときに、胸痛を覚えて近院を受診したところ、左右の肺の間に12センチの腫瘍が見つかりました。がん専門病院でくわしく調べたところ、巨大な悪性リンパ腫であることがわかりました（29ページの上の写真）。

病巣が大きく周囲に接しているので、手術は行えず、放射線療法と抗がん剤による治療を行うことになりました。抗がん剤は、悪性リンパ腫の特効薬であるリツキシマブ（商品名：リツキサン）と4種類の抗がん剤を組み合わせるR－CHOP《チョップ》療法を、2週間ごとに6回受けました。

その間、親御さんがほかによい治療法はないかと熱心に探し、ニンジンジュースをすすめる本を見つけて、朝・晩に500ミリリットルずつ息子さんに飲ませました。すると、もともと35℃台から高くても36℃ジャストくらいだった息子さんの平熱が、36・5℃くらいまで上がったといいます。

Ｒ－ＣＨＯＰ療法が終了した時点で、がんはかなり縮小したものの、直径３センチほどが残りました。しかし、病院では「治療のスケジュールは終了で、これ以上できることはありません。病状は落ち着いているので、また大きくなり始めたら、次のことを考えましょう」といわれたそうです。

そういわれても、親御さんとしては「何もしないわけにはいかない」という心境でした。同じ立場になったら、ほとんどの人がそう思うでしょう。

しかも、次にがんが大きくなり始めたときに使う予定の薬剤名を、親御さんが医師から聞いて調べたところ、治癒ではなく延命を目的とする薬でした。そのことの意味を考えるとなおさら、じっとしてはいられなかったようです。

親御さんは、ニンジンジュースを飲んで体温が上がったことで、食事が体質改善に役立つのではないかと感じ、さらに治療法を模索《もさく》して、がんの食事療法に関する拙著を見つけました。そして２００９年5月、主治医の紹介状を持って、患者である息子さんが親御さんとともに来院されたのです。

済陽式がんの食事療法を指導したところ、初診の翌日から開始されました。朝・昼・晩に野菜・果物ジュースを６００ミリリットルずつ飲み、大学へ行く日の昼は冷凍の青汁で代用しました。

塩分制限や、若い男性としてはつらかったであろう肉類の制限などもきちんと実行しました。ご両親が工夫して、野菜をたっぷり使った魚介類のおかずなど、できるだけボリュームを落とさずに食事療法を続けたのです。

放射線療法を受けて以来、白血球の数値が低くなっており、親御さんがそのことも気にされていたので、ニンニクやネギ、ニラなどをとるようにすすめました。これらの野菜に多く含まれるアリシン（イオウ化合物）には、白血球の減少を防ぎ、増加を促す働きがあるといわれています。T・Kさんは、とくにニンニクを調味料として、あるいはみそ漬けなどで摂取したようです。

当院への通院とともに、専門病院にも定期検査を受けに通院しながら、こうした食事療法を続けました。すると、高かった腫瘍マーカーの値が、当院への受診のたびに下がり、半年ほどで基準値となりました。また、白血球の数値はしだいに上がって、こちらも基準値になったのです。

本格的な食事療法を始めてから約11ヵ月たった2010年4月、専門病院でのPET－CT検査で、直径3センチだった病巣が消え、1ミリほどの点が3～4個見えるだけになっていました（左ページの下の写真）。専門病院の医師からは「がんがなくなっていますね」と告げられたそうです。

当院でもその画像を確認したところ、白い点はがんの残骸で、寛解状態になっていることがわ

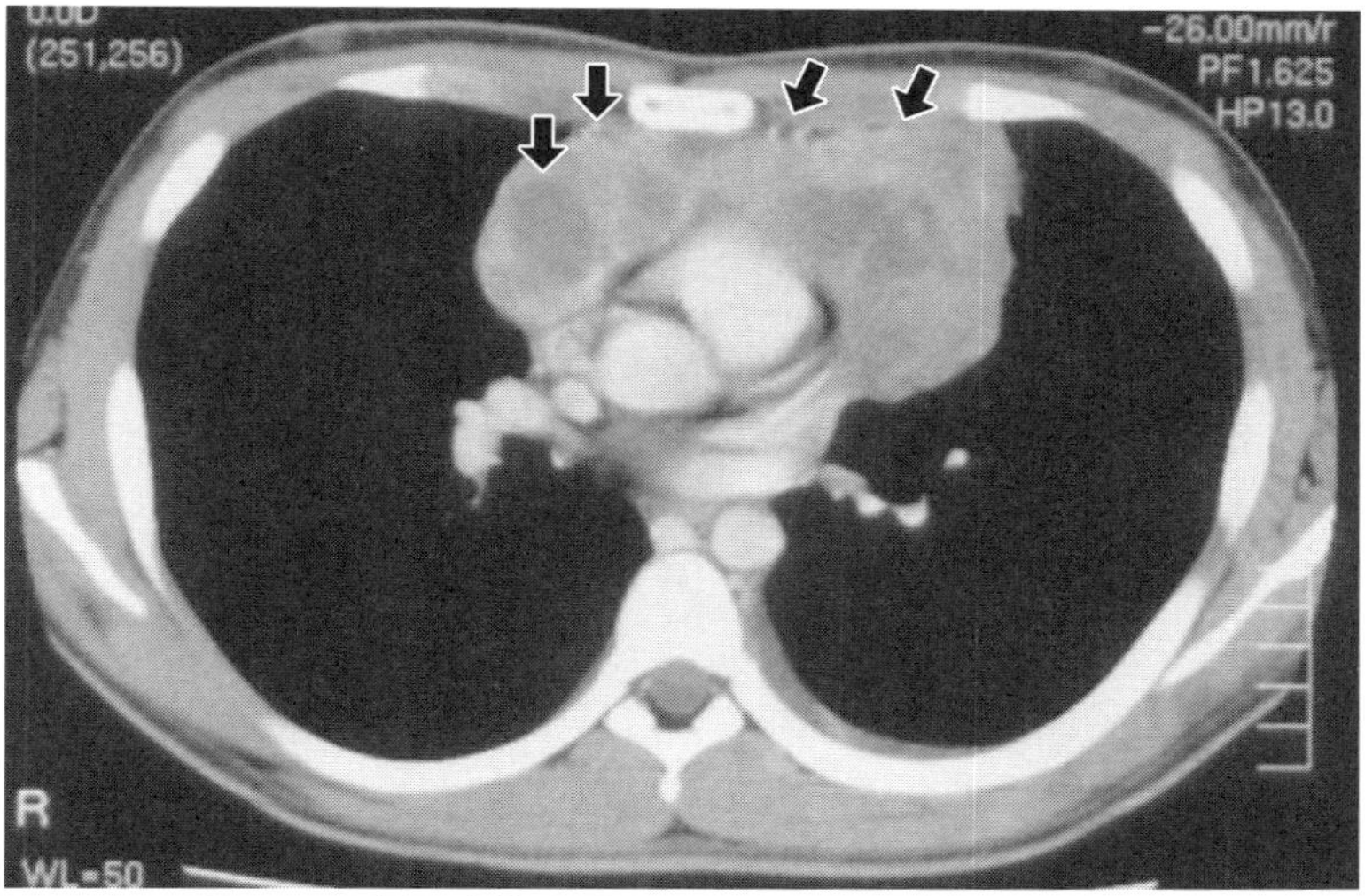

2008年12月のCT画像。血管を囲むように巨大な腫瘍が認められる

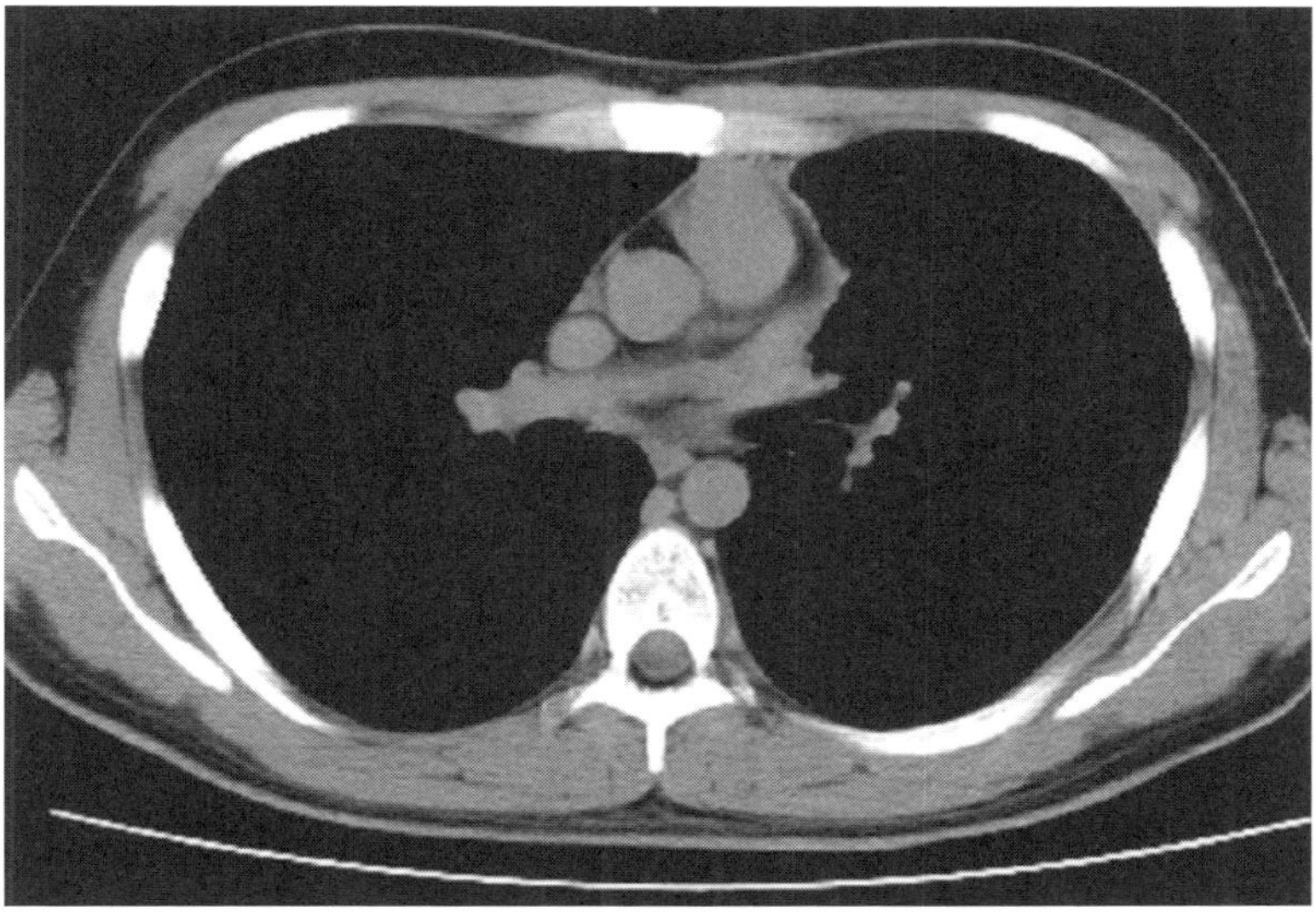
2010年4月のPET-CT画像。がんの残骸が残るのみの状態となった

かりました。親子で安堵《あんど》され、とても喜ばれたのはいうまでもありません。

T・Kさんの成功のポイント

❶現状の分析と情報の探索

親御さんが息子さんの置かれた状況をしっかり分析しながら、「できることはないか」と熱心に探したことにより、ニンジンジュースの飲用からがんの食事療法にたどり着いたことが最初のポイントでした。

❷野菜・果物ジュースの増量

ニンジンジュースで平熱が上昇したのは重要なポイントです。ジュースは体を冷やすと思われがちですが、血流促進作用を通じて体温が上がる人は多く、それが免疫力の向上にもつながります。T・Kさんの場合、本格的な食事療法の開始に伴《ともな》い、ニンジンジュースのほかに、ほぼ倍量の野菜・果物ジュースを飲むようにしたことも効果的だったと思われます。

❸ニンニク類の摂取

ニンニクなどに含まれるアリインは、白血球の減少を防ぎ、増加を促すのに効果的といわれています。これを積極的にとったことも免疫力の回復に役立ったと考えられます。

症例４

リンパ節と肝臓に転移した胃がんで余命13ヵ月といわれたが転移巣が消えて手術でき10年以上生存

Ｓ・Ｈさん　52歳・男性

Ｓ・Ｈさんは２００９年８月、52歳のときに、人間ドックのＸ線検査で胃に異常が見つかり、がん専門病院で検査を受けたところ、胃に４センチほどのがんがあり、リンパ節《せつ》と肝臓《かんぞう》に転移していることがわかりました。肝臓の転移がんは、霜降り状態のように散らばっていました。

遠隔転移なので手術はできず、抗がん剤による治療を始めることになりました。そのさい、医師から「抗がん剤を使っても平均的な余命は13ヵ月」「この病状で３年生きている人はほとんどいません」と告げられたそうです。

胃からの出血によって倒れ、緊急入院しているなかでの過酷な宣告でした。たいへんなショックを受けたＳ・Ｈさんでしたが、入院前に、たまたま書店で目について入手した拙著を病院に持参していました。入院中にそれを読み、がんの食事療法についてもっと知りたいと思ったＳ・Ｈさんは、スマートフォン（スマホ）を使っていろいろと調べました。済陽式以外の食事療法や、

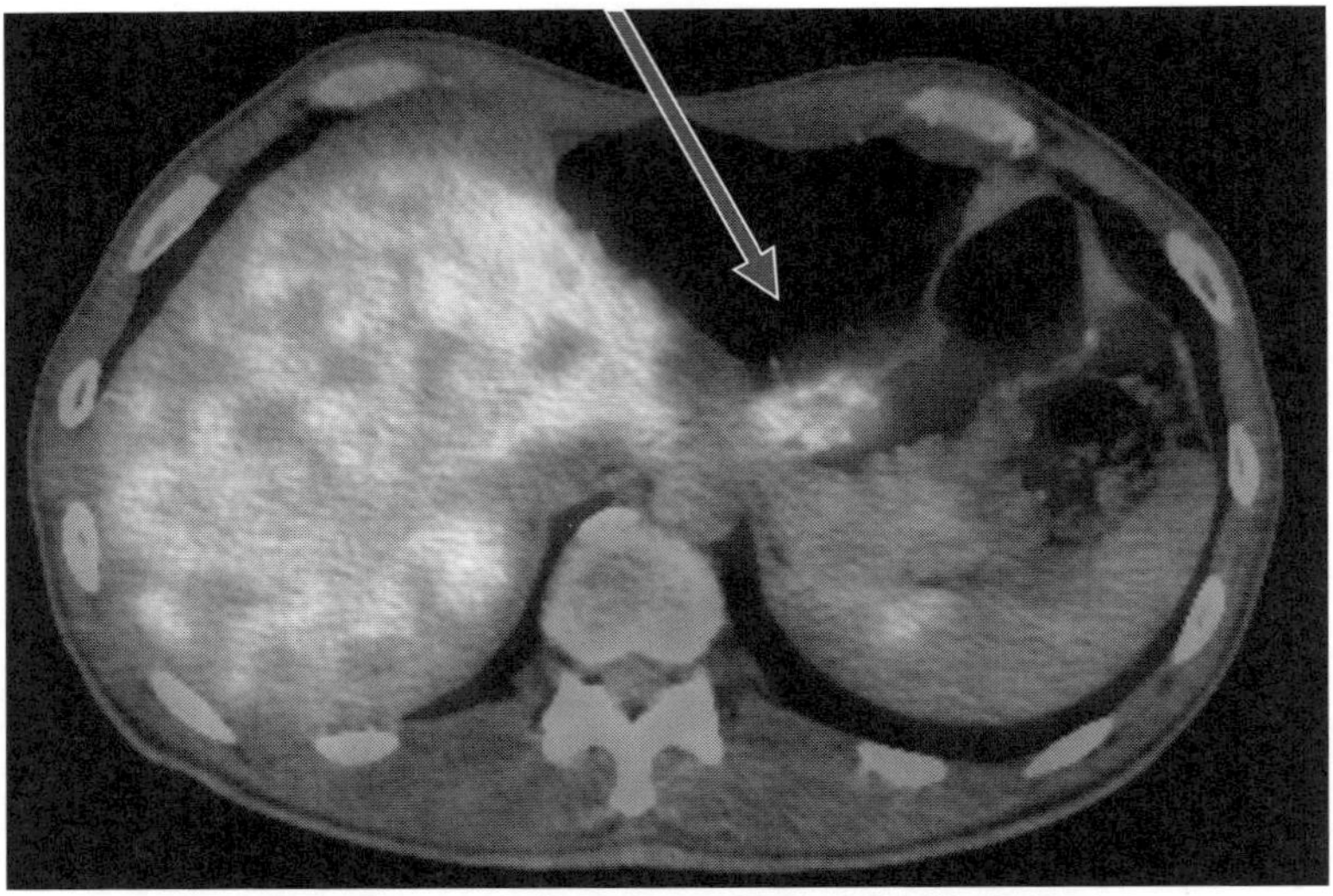

2009年８月の胃のPET-CT画像。矢印の部分に原発巣が認められる

ほかの代替療法《だいたいりょうほう》（現代医学以外の治療法）についてもよく調べた結果、「済陽式がんの食事療法にかけてみよう」という決心を固めたそうです。

現在もそうですが、当時から私は著書などのなかで、済陽式がんの食事療法を実践した患者さんたちの統計的な有効率を公開しています（61ページの表を参照）。こうしたデータが明らかになっていることが、S・Hさんが済陽式がんの食事療法を選んだ一つの理由だったようです。

退院後、抗がん剤治療を継続しながら、S・Hさんは拙著を読んで自分なりに食事療法に着手しました。そして、同年10月、当院を受診し、さらに本格的な食事療法を

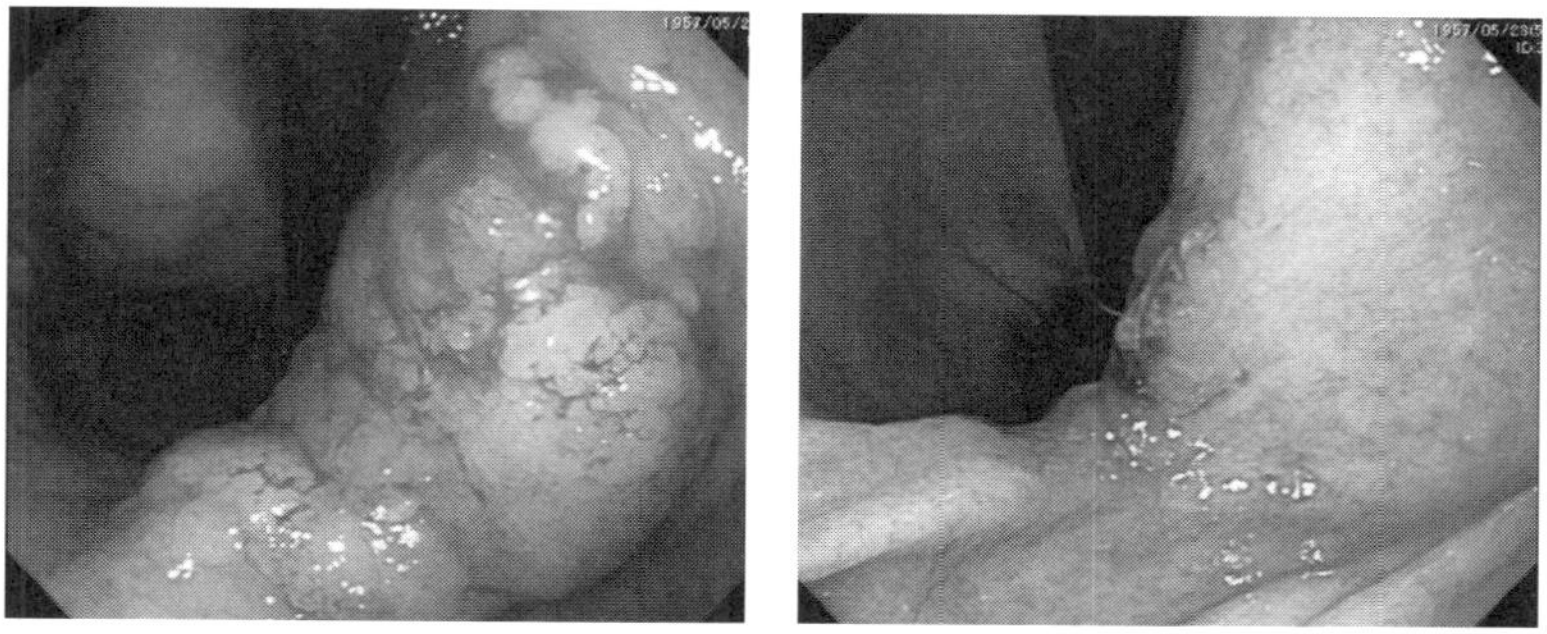

2009年8月の胃の内視鏡写真では4センチのがんが認められたが（左）、2011年11月には1/4に縮小した（右）

始めたのです。

一日に1・5～2リットル近い野菜・果物ジュースを5～7回に分けて飲み、無塩に近い塩分制限をし、肉類はさけて多量の野菜類と少なめの魚介類をとるなど、熱心に行いました。塩分を控える分、ハーブやスパイスを取りそろえ、味にアクセントをつけたそうです。

このように本格的な食事療法を始めてから約1ヵ月後、専門病院で受けた内視鏡《ないしきょう》（体内を直接見る医療用器械）検査では、胃のがんは大幅に縮小して潰瘍《かいよう》だけになりつつあることがわかりました。CT検査では、肥大していたリンパ節が通常の大きさに近づき、肝臓に点在した転移巣も縮小しているという結果が出ました。入院時に16・7ng／mlと高かった腫瘍マーカーのCEAも基準値内に下がりました（基準値は5ng／ml以下）。

翌2010年1月の検査では、胃の潰瘍はさらに縮小し、肝臓の転移巣はほぼ消失していました。この間、抗がん剤と食事療法の併用をしていたのですが、主治医からは「抗がん剤だけでこのような経緯をたどる確率は非常に低い」という話があったそうです。このことからも、食事療法が威力を発揮していたことがわかります。

リンパ節の転移巣は、かなり縮小しながらも、なかなか消えませんでしたが、私からのアドバイスで休養と睡眠をじゅうぶんにとるようにしたところ、2011年9月の検査では、リンパ節の転移巣が消失しました。その結果、約1センチの胃の原発巣を残すのみとなり、約1年後に胃の全摘手術を行いました。「手術不能・余命13ヵ月」といわれてから3年後に、手術が可能になったのです。

術後の経過もよく、社会復帰を果たしたS・Hさんは、以来、10年以上にわたってお元気で過ごされました（2020年にがん以外の原因で他界）。

S・Hさんの成功のポイント

❶あきらめない気持ちと情報収集

S・Hさんは過酷な宣告をされ、あきらめたり、自暴自棄になったりしてもおかしくない状況でしたが、入院中からスマホを活用して冷静に情報収集に努めたことが、道を切り開く大きなきっかけになりました。

❷早い着手と継続のための工夫

当院に来院されたとき、すでにご自分なりに食事療法を実践されており、検査では、いわゆる「血液のサラサラ度」の高いことが確認できました。これは、血液循環をよくして免疫細胞が患部に届きやすくするために重要です。また、ハーブやスパイスを活用して、薄味でもおいしく食べられる工夫をした点もポイントになりました。

❸じゅうぶんな休養・睡眠

Ｓ・Ｈさんは活動的なかたで、「免疫力を高めるための休養・睡眠の重要性」を説いても、最初はあまり聞き入れられませんでした。しかし、思い切って休養・睡眠をじゅうぶんにとることで、リンパ節の転移巣が消えたことから、その重要性に気づいていただけました。

症例5

切除不能で抗がん剤も効かなかった12センチの巨大な肺がんが10ヵ月後には4分の1に縮小

K・Eさん　75歳・女性

K・Eさんは75歳だった2009年の夏から、空セキとタンが続くので、近院を受診したところ、肺に影があるといわれました。そこで、総合病院でくわしい検査を受けた結果、3〜4センチの肺がんが見つかったのです。その治療方針も決まらないうちに、折悪くK・Eさんは重い肺炎を起こし、しばらくはその治療に専念せざるを得ませんでした。

肺炎による危機を乗り切った翌2010年の夏、改めて肺がんの治療を始めることになりましたが、その間にがんが大きくなり、太い動脈《どうみゃく》まで広がったので手術ができなくなってしまいました。

そのため、抗がん剤による治療を行ったところ、吐《は》きけや倦怠感《けんたいかん》といった副作用が強い一方で、がんの大きさは変わらなかったので、放射線療法を行うことになりました。このころ、K・Eさんの娘さんが着目したのが、以前、お姑《しゅうとめ》さんの看護のときに知ったという済陽式がんの食事

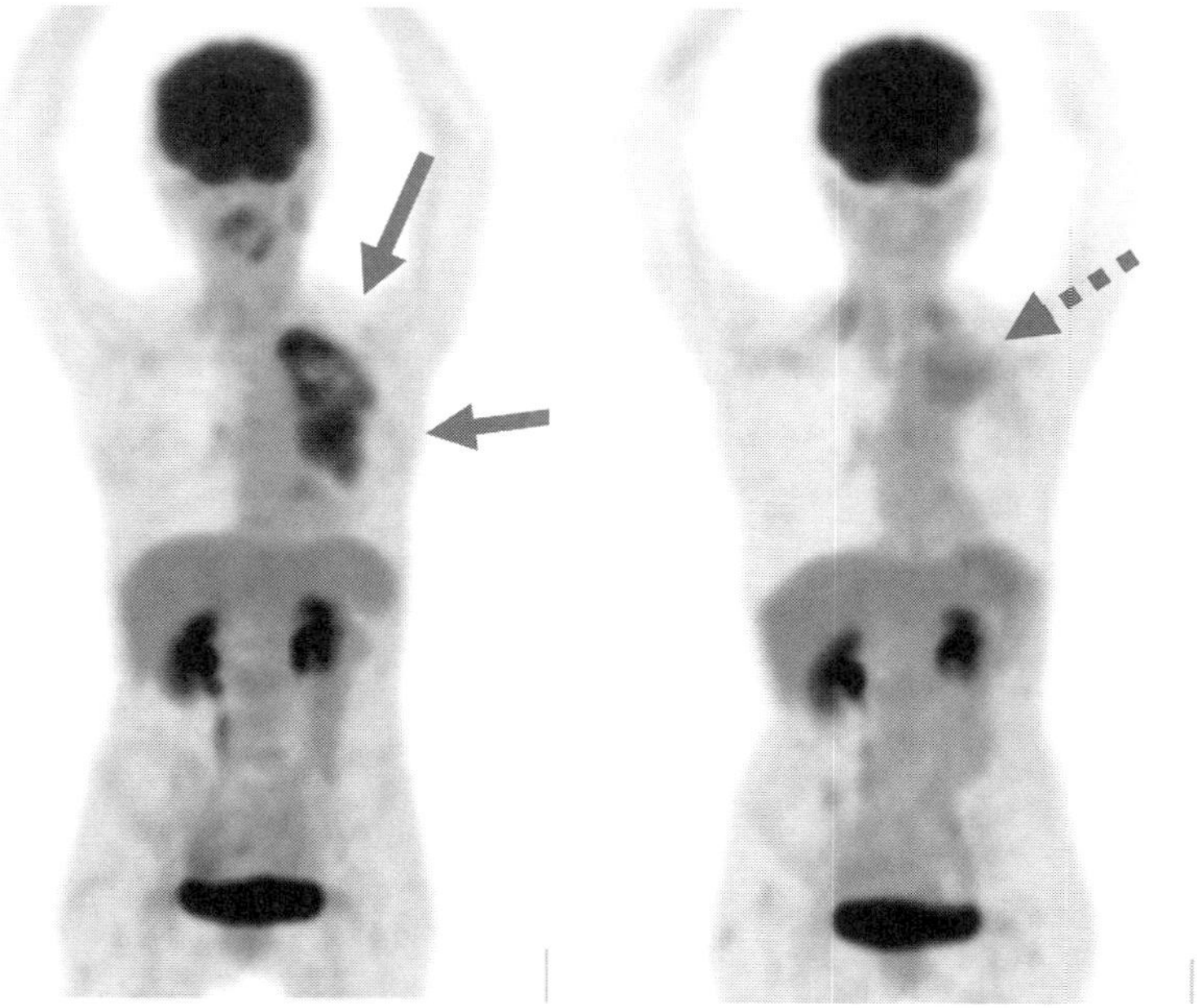

2010年9月のPET画像では左肺に巨大ながんが認められたが（左）、2011年7月には1/4に縮小した（右）

療法でした。

　そして、２０１０年９月、K・Eさんは娘さんに付き添われて当院にみえたのです。そのときに行ったPET検査では、肺がんは12センチになっていました。早速、食事療法の指導を行い、K・Eさんはすぐに開始しました。

　K・Eさんは自然豊かで柑橘《かんきつ》類《るい》の豊富な地域にお住まいだったので、娘さんやご主人の協力も得て、一日に合計１・５リットルの新鮮な野菜・果物ジュースを３回に分けて飲みました。

食欲のないときも、最低限、とにかくジュースだけは飲むという気持ちでがんばられたようです。下痢《げり》をするときもあったそうですが、常温で作ったジュースを少しずつ飲むなどして乗り切りました。この時期、身長150センチで50キロだった体重は34キロまでへったそうです。

しかし、食事療法の開始から半年を過ぎると、徐々に体力と体重が戻ってきました。ジュース以外の食事療法では、野菜やキノコ類、豆腐などの大豆製品、イモ類、海藻類、少量の魚介類などを、塩分は使わず、酢や柑橘類のしぼり汁などをかけて食べました。

ご主人が食材の買い出しに行ったり、お姉様が無農薬野菜を届けてくれたり、離れて住む娘さんが電話で励ましたりと、ご家族の支えも大きかったようです。

食事のほかに、私からアドバイスしたのが睡眠時間についてです。K・Eさんは長年、ご主人とともに海産物の養殖業を営《いとな》んでこられ、とても働き者のため、睡眠時間が短い傾向にありました。そこで、「免疫力を高めるには、少なくとも一日8時間は寝てください」と指導しました。

このような食事療法や生活改善を続けていたところ、約10ヵ月後に当院で行ったPET検査では、がんの大部分が消え、4分の1程度になっていたのです。K・Eさんは、娘さんといっしょにとても喜んで、安堵の表情をされていました。

その後、病巣は大きくなることもなく安定し、K・Eさんは5年間、お元気で過ごされました

（脳梗塞《のうこうそく》＝脳の血管がつまって起こる病気を発症して他界）。巨大な肺がんで抗がん剤が効かなかったときには、別れが目の前に迫っていることも覚悟したという娘さんは、その5年間がかけがえのない時間だったとおっしゃっています。

K・Eさんの成功のポイント

❶ジュースの飲用の継続

野菜・果物ジュースを飲み始めると、下痢をしたり、体重が落ちたりする人もいます。K・Eさんのように、常温で少しずつ飲むなどの工夫をして、できるだけ続けることがポイントになります。場合によっては、一時的に野菜スープなどで代用してもけっこうです。

❷家族の協力

食事療法をすすめた娘さんをはじめ、食事療法の実行に協力的なご主人やお姉様の支えは大きかったといえるでしょう。がんの食事療法は、もちろん一人でもできますが、可能な限りご家族の協力が得られると、やはり継続しやすく、成功する確率が高まります。

❸睡眠時間をふやしたこと

K・Eさんの年代では、寝る間も惜しんで働くという姿勢をもっているかたが多いのですが、働けるのも元気な体があってこそです。睡眠の優先順位を引き上げ、一日最低8時間の睡眠を確保しましょう。

症例6

肝転移を起こした膵臓がんで手術不能だったが転移巣が消えて原発巣を切除でき無事に回復

M・Oさん　46歳・男性

M・Oさんは2014年7月、46歳のときに、定期健診で受けた超音波検査で「背中に影があるから大きな病院で検査を」といわれ、9月にがん専門病院に行ったところ、膵臓《すいぞう》の頭部（膵臓の右側のふくらんだ部分）にがんが見つかり、同時に肝臓への転移も発見されました。

転移があるので手術は行わず、当時、承認されたばかりの新しい抗がん剤で治療することになりました。同時に、M・Oさんは抗がん剤以外の治療法を模索しました。その日のうちに書店で拙著を見つけて入手し、当院に受診予約をしたのです。

同年10月に、紹介状を持って当院に来られました。がんの食事療法については、拙著を見るまでご存じなかったようですが、「よさそうな治療法は何でもやってみよう」という気持ちだったようです。

M・Oさんはお父様を膵臓がんで亡くされています。それだけに危機感があって、できることはとり入れたいと思われたのでしょう。

食事療法を指導したところ、M・Oさんはすぐに開始されました。無農薬や低農薬、有機栽培などの野菜・果物で、一日に1・5～2リットルの新鮮なジュースを作って飲みました。同時に、無塩に近い塩分制限や牛肉・豚肉をさけることも実行しました。もともとあまりお酒を飲むほうではありませんでしたが、飲酒は完全にやめ、つきあいの酒席も断るようにしました。また、食品を買うときは、表示を見て添加物の少ないものを買う習慣がついたそうです。

私からは食事指導以外に、仕事の忙しい年代ではありますが、できるだけ早い時間に仕事を切り上げ、睡眠時間を確保するようにすすめました。このほか、M・Oさんは人からすすめられて、毎週末、陶板浴《とうばんよく》（温められた陶器の板に体を横たえる入浴法）に通って体を温めました。

M・Oさんは抗がん剤治療と併行して、こうした食事療法や生活療法を続けたのです。この間、抗がん剤の副作用として、指先のしびれや吐きけなどが起こりましたが、食事療法の併用で、多少はそれも軽減されて治療を継続できたようです。

その結果、1年半後には、肝臓の転移巣が消失しました。抗がん剤と食事療法の相乗効果によるものと考えられますが、専門病院の医師は転移巣が消えたことに驚いていたそうです。

転移巣が消えたので、手術が可能となり、膵臓の右半分（膵臓頭部）を切除しました。その後も、多少はゆるめながらも食事療法を継続していましたが、1年ほど経過した時点で、右肺の1ヵ所に直径2センチの転移がんが見つかりました。幸い、ごく初期だったので、すぐに手術で切除しました。食事療法を続けていても、こういうこともあります。重要なのは、注意深く経過を見ていき、素早く対処することです。

その後は転移も再発もなく、最初のがんの発見から約6年が経過しましたが、良好な体調を保っています。

なお、腫瘍マーカーのCA19-9は、当初、14万5000U／mlというとんでもなく高い値でしたが、現在は2〜3U／mlで落ち着いています（基準値は37U／ml以下）。同じく腫瘍マーカーのDUPAN-2は1700U／mlありましたが、5U／ml程度になって正常化しました（基準値は150U／ml以下）。

発病時にまだ40代で、幼いお子さんがいただけに、寛解に至ったのは本当に幸いでした。がんのなかでも治癒・改善がむずかしいとされる膵臓がんで、肝転移を起こしていたにもかかわらず、

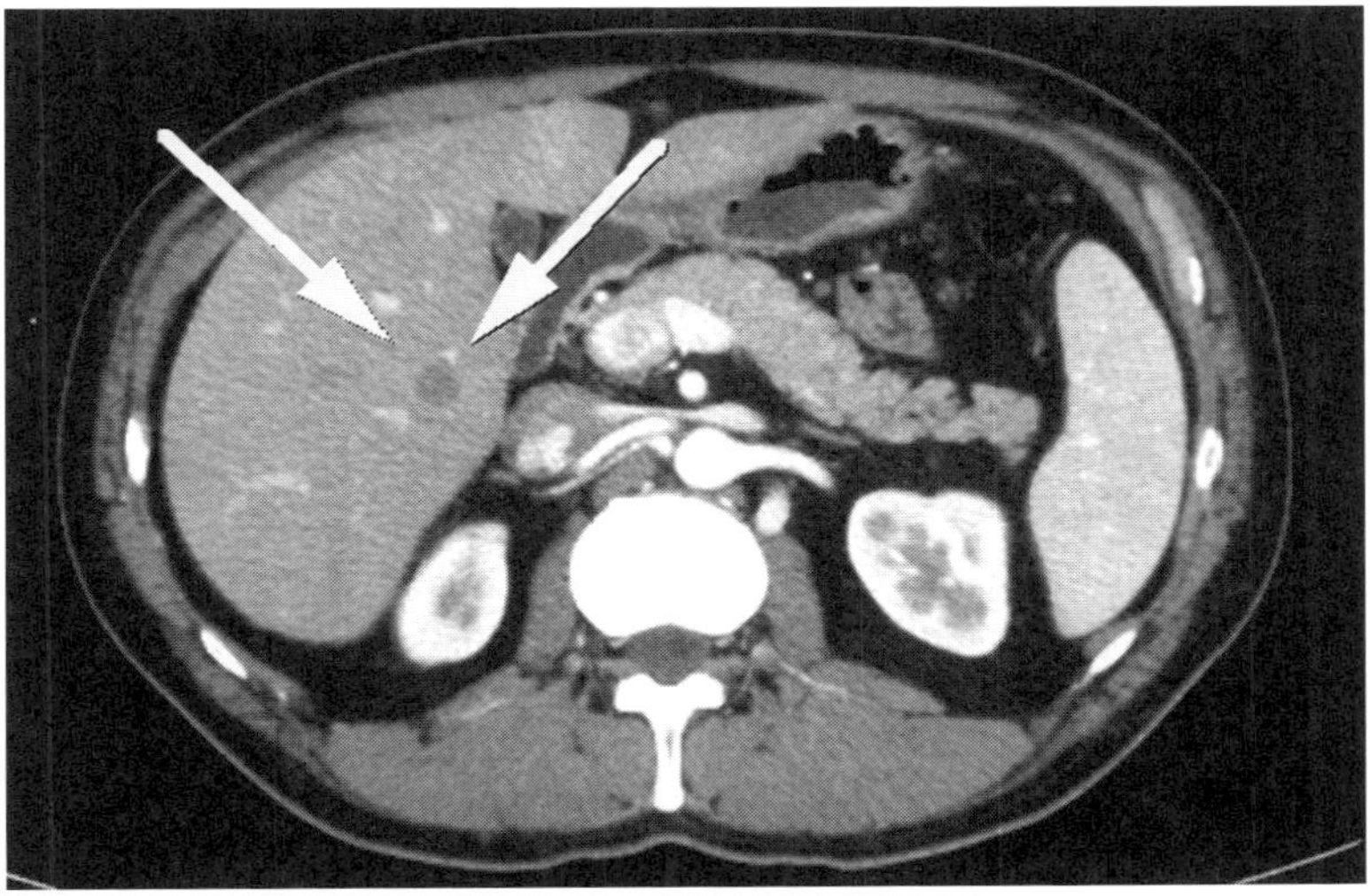

2014年10月のPET画像。肝臓に転移巣が認められる

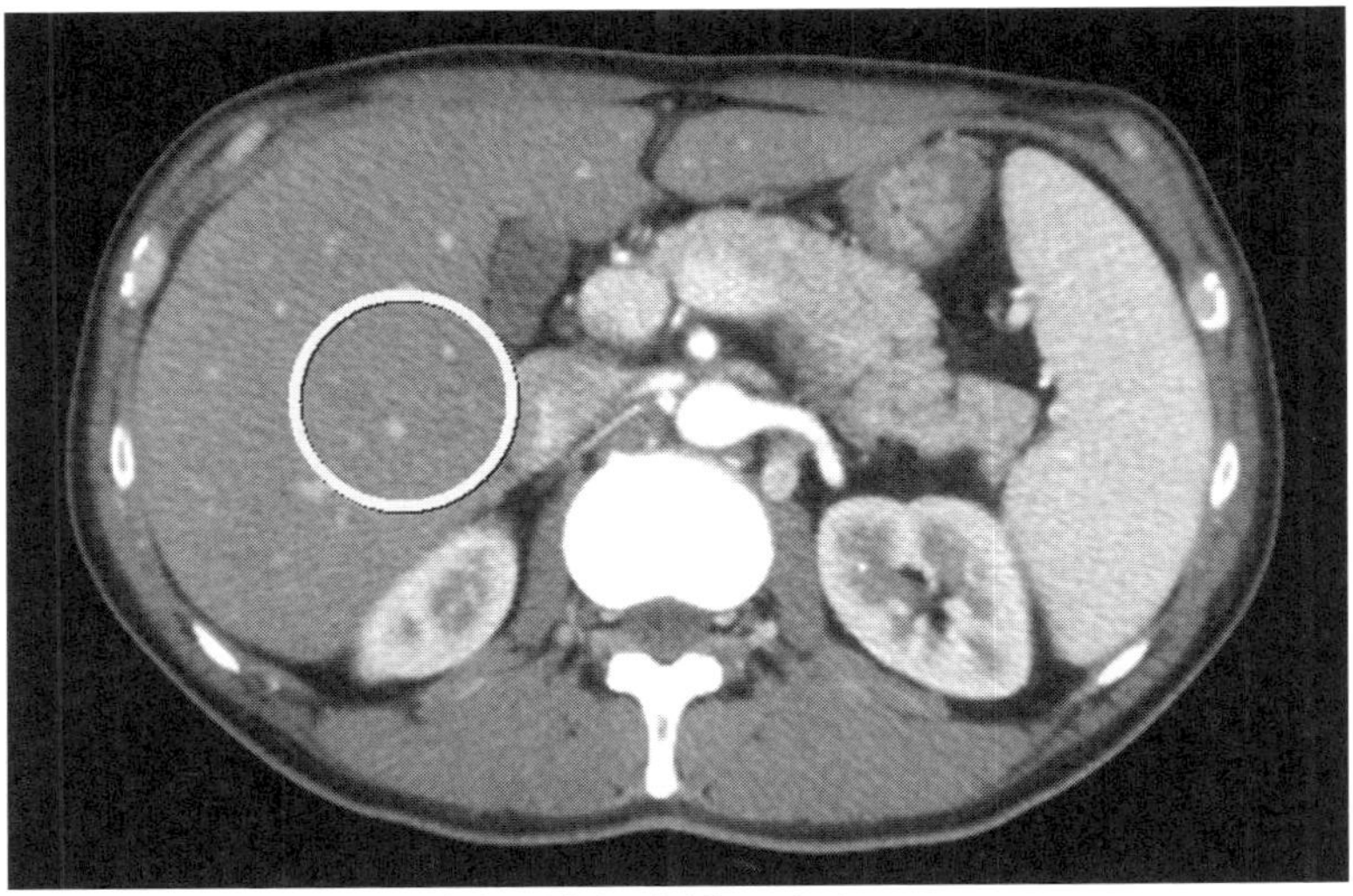

2016年４月の検査で転移巣の消失が確認できた

劇的な回復をとげた貴重な例といえるでしょう。

M・Oさんの成功のポイント

❶素早い情報収集

がんの診断を受けたその日のうちに情報収集し、当院に予約をされたというM・Oさんのスピーディーな動きは、最初の大きなポイントになりました。

❷食事療法の継続

M・Oさんは、それほど気負うことなく、しかし「やると決めたらやり続ける」というすじの通った姿勢で食事療法を続けられました。肺の転移が見つかったあとも変わらず続けたことで、最終的にはよい結果につながったといえるでしょう。

❸睡眠の確保・体の保温

多忙な年代だけに、睡眠時間の確保もポイントでした。M・Oさんはこの点もきちんと実行され、一日8時間程度の睡眠をとりました。また、体温を上げることは、血流をよくして免疫力を高める助けになります。陶板浴で体を温めたことも功を奏したと考えられます。

第2章

がんの治療法に対する迷いとその解決法

食事療法と三大療法は弱点を補い合う関係

「食事療法は有効ですか」
「やったほうがよいでしょうか」
「現在、受けている治療法と併用できますか」
「食事療法だけで治療できますか」

など、診療や講演会などで、患者さんやご家族からいろいろな質問を受けることがあります。がんの治療法については、もともと迷いや不安を抱えている人が多くいらっしゃいます。ましで、現状では標準的な治療法になっていない食事療法について、迷いや不安が生じるのは無理もありません。

その患者さんやご家族の置かれた状況や、個々人の考え方によっても違ってきますが、本章では治療法に対する迷いとその解決法について、ヒントになるような事柄を述べてみましょう。

まず、大前提としていえることは、少なくとも済陽《わたよう》式がんの食事療法の場合、「標準的な三大療法（手術・放射線療法・抗がん剤）か、食事療法か」という二者択一ではないということです。

世の中にあるがんの代替療法《だいたいりょうほう》（現代医療以外の治療法）のなかには、標準的な治療法を否定するものがありますが、それは非常に危険です。ガンの診療を放棄して食事療法のみにたよったあげく、進行がんになった場合の医療責任を誰もとることができません。食事療法を行う場合も、可能かつ適切な三大療法を受けたうえで、食事療法をプラスするのが基本です。

食事療法は三大療法の弱点である「免疫力《めんえきりょく》（体内に病原体やがん細胞が侵入しても発病を抑える力）の低下」を補完できる療法です。逆に、三大療法は食事療法にない切れ味やスピード感を持つ治療法であり、年々進化してすぐれた治療法が登場しています。したがって、両者を組み合わせることで、がんに対する高い効果が得られます。

一歩踏み込んだ話をするならば、これまで食事療法に取り組んだ患者さんのなかには、食事療法だけで回復した人もいます。しかし、それは大部分の場合、「多発転移があって手術や放射線療法ができない」「骨髄《こつずい》抑制（くわしくは事項を参照）が生じて抗がん剤が使えない」「高齢のため抗がん剤を使えない」など、そうせざるを得ない場合でした。

そうした場合にも、最後の手段として食事療法という方法があることは、ぜひ多くの人に知っておいていただきたいと思います。しかし、だからといって三大療法の必要性を軽んじると、治療のチャンスを失うことになりかねません。

がんは甘い病気ではありません。三大療法が受けられる場合には、適切に受けながら食事療法を行うほうが、治療効果が高いのはいうまでもないことです。まずは、そのことを大前提にしてください。そして、食事療法に対しても本腰を入れて取り組むことです。

ただし、どんな治療法にせよ、納得がいかないまま、不安や恐れを抱えて医師のいうとおりに受けるのは、もちろんよくありません。疑問点は率直にたずねて、じゅうぶんな説明を受け、納得してから受けるようにしましょう。

どうしても疑問が解消できないときは、現在診療を受けている担当医とは別に違う医療機関の医師に意見を求める「セカンドオピニオン」をとるのも一つの方法です。ひと昔前と違い、現在はそういうことを行いやすくなっているので、医師に相談してみましょう。

抗がん剤で白血球数が一定レベル以下になったら減薬などを検討

抗がん剤治療を受けるさいに、ぜひ予備知識として知っておいてほしいことがあります。それは、抗がん剤治療中に、副作用の一種として骨髄抑制が起こり、白血球《はっけっきゅう》の数値が下がった場合の対応策についてです。

前章でもふれたように、白血球や赤血球《せっけっきゅう》をつくっている骨髄は、抗がん剤によってダメージを受けやすい部分です。骨髄抑制とは、抗がん剤の副作用として骨髄の機能が低下し、白血球数がへることを指します。白血球数が一定のレベル以上にへった場合は、学会での取り決めなどで、減薬や中止、薬の種類の変更などを検討することになっています。免疫のしくみの主役である白血球がへると、せっかくの治療もじゅうぶんな効果を発揮できなくなるからです。

医療機関できちんとチェックして対応するはずですが、患者さんとしても、予備知識として、このことを知っておきましょう。

白血球やリンパ球（白血球の一種）がどのくらいのレベルになれば、減薬などを検討するかについては、薬剤の条件や医療機関、医師の判断によって異なります。

ここでは参考までに、私が目安にしている数値を紹介しておきましょう。一般的な目安として、次の数値以上であれば、抗がん剤を用いても、免疫力を保ちながら効果を引き出せると考えられます。

・白血球＝３０００～４０００個以上

・リンパ球＝1000個以上（いずれも血液1立方ミリメートル中）

この数値以下になって減少するほど、抗がん剤の効果よりも、体や免疫力のダメージのほうが大きくなる危険性が出てきます。

白血球とリンパ球の数値は、血液検査で調べることができます。日ごろの血液検査の結果にも出ている場合が多いので、ご自分でもチェックしてみるとよいでしょう。

副作用がつらいときはがまんしないで相談する

抗がん剤には、白血球の減少以外にも多くの副作用があります。

薬によって違いますが、代表的なものは、吐《は》きけ、食欲低下、だるさ、便秘、口内炎《こうないえん》、脱毛、手足のしびれ、耳鳴りなどです。

先ほど、「治療法は納得して受けることが大切」といいましたが、とくに抗がん剤治療の場合、いったんは納得して受けたものの、途中でこれらの副作用が出てきて、つらいと感じ始めること

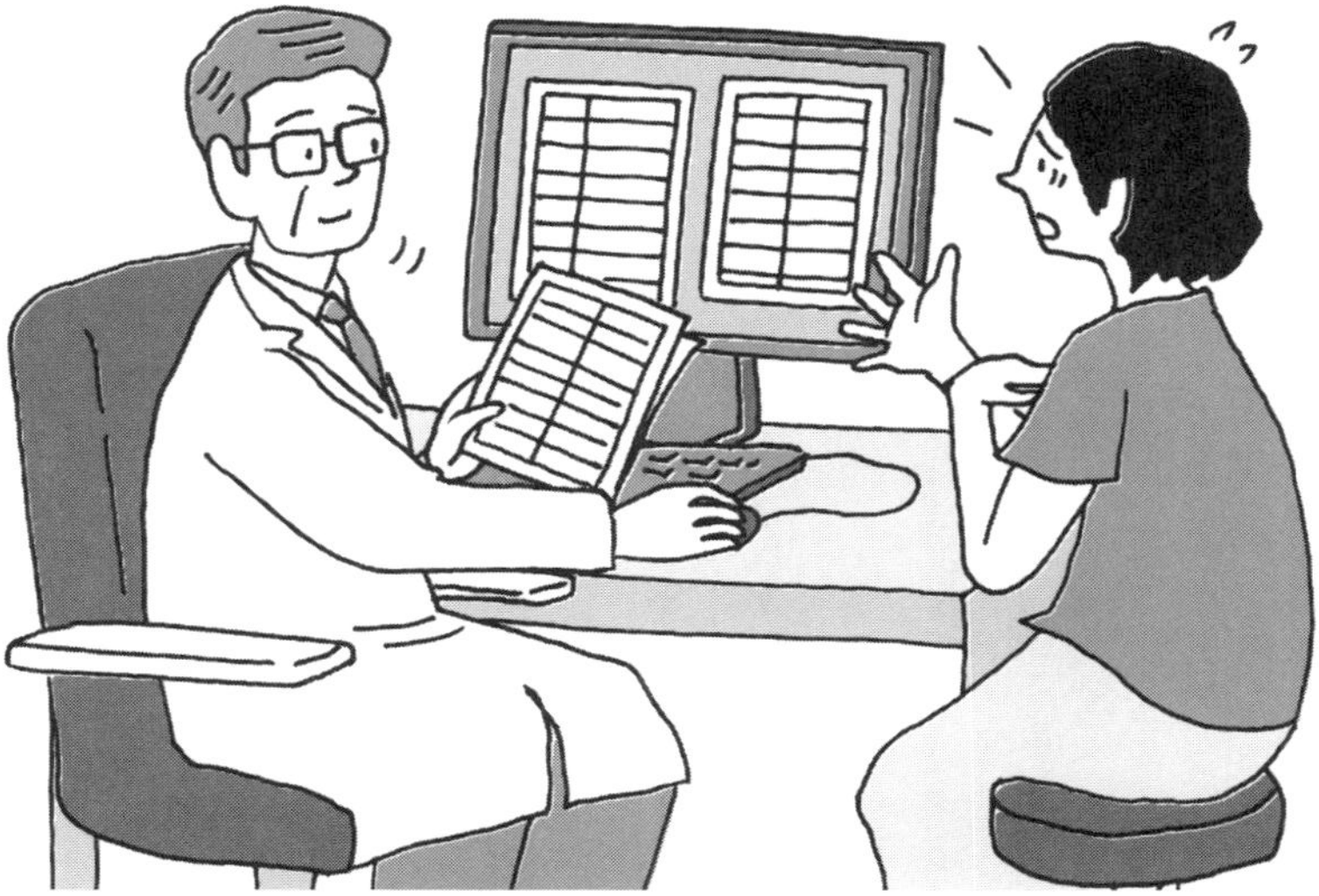

遠慮せずに正直な思いを伝えることが大切

もあるでしょう。

そんなとき、「いったん受けるといったのだから」「それだけ効果があるということだから」「先生に悪いから」などの理由でがまんし続ける患者さんも多いようです。しかし、いったん受け始めたからといって、必ずそのまま続けなければならないわけではありません。また、抗がん剤は、副作用が強いほど効果が高いわけでもありません。

治療効果を期待して副作用をがまんしてしまうと、むしろ症状が悪化し、治療の中断に追い込まれることもあります。副作用をがまんしても、何もよいことはないのです。

もちろん、医師の判断次第になりますが、重い副作用が出る場合、抗がん剤の投与量は

2～3割減薬してもよいとされています。その程度は減薬しても、治療の続行と見なされるということです。

こうしたことも踏まえて、副作用がつらいときは、早めに主治医に相談しましょう。

がんの食事療法に関する家族としての迷い

食事療法に関する迷いは、患者さん本人だけでなく、ご家族から聞かされることもあります。たとえば、「がん患者である家族に、食事療法をさせるべきかどうか迷う」というようなことです。

食事療法をとり入れて、がんを改善したいけれど、もしがんが治癒《ちゆ》しなかったら「あのとき、好きなものを食べさせればよかった」と後悔するのではないかという迷いです。これは非常にむずかしく、がんの食事療法についてまわる問題です。

61ページの統計にあるとおり、済陽式がんの食事療法をとり入れた場合のがんに対する有効率（寛解《かんかい》・改善）は、これまでの対象者505名については60％強です。厳密に食事療法を実行した例について見ると、7～8割となります。

しかし、それでも２～３割の人は不変や悪化となっています。どんな治療法でも、現状では１００％ということがないのが、がん治療のむずかしさです。

この数字を踏まえて、がんの食事療法にかけるかどうかは、酷ないい方になるかもしれませんが、患者さんとご家族が選ぶしかない問題です。

一ついえるのは、がんの食事療法を行うには、家族のサポートは大切ですが、やはり患者さん自身の気持ちと意思が何より重要だということです。

最近では、余命告知も本人にするのが一般的になってきましたが、以前は家族だけに告げることもよくありました。そういうケースで、本人に病状を知らせないまま、ご家族が食事療法をさせたいと希望されることがありましたが、ほとんどはうまくいきませんでした。

がんの食事療法は、患者さん自身が確固とした意思を持って取り組まない限り、継続しにくいのです。これらのことを踏まえて、まずは率直に、患者さん自身とご家族でよく話し合って方針を決めるとよいでしょう。

一方では、患者さん自身が食事療法に対する意欲を持っており、家族が反対しているというケースもあります。その理由はさまざまでしょうが、なかには食事療法に関する誤解（「通常の治療法をやめて食事療法だけを行おうとしている」「高価なサプリメント（栄養補助食品）類を使おうとしている」など）がもとになっている場合も見受けられるので、この場合もよく話し合うことが大切です。

いずれの場合も、話し合うさいには、判断材料として、事前に最新の医学的治療法や、食事療法についての正しい情報を集めておきましょう。

食事療法の継続を妨げるこんな事情があるときは……

「食事療法が味けなくて続ける意欲がわかない」という悩みもよく聞くことがあります。これまで、高脂肪《しぼう》・高塩分・高エネルギーの食事をとっていた人ほど、がんの食事療法は味けなく感じるようです。

「ずっと続けなければならない」と思うとハードルが高くなるので、まずは期間限定で考えてみましょう。私はよく「まずは100日を目標にしてください」とお話しします。

これは、根拠なくいっているのではありません。これまでの経験から、食事療法を始めて100日を乗り切れば、がん体質がある程度改善され、何らかの効果が認められることが多いの

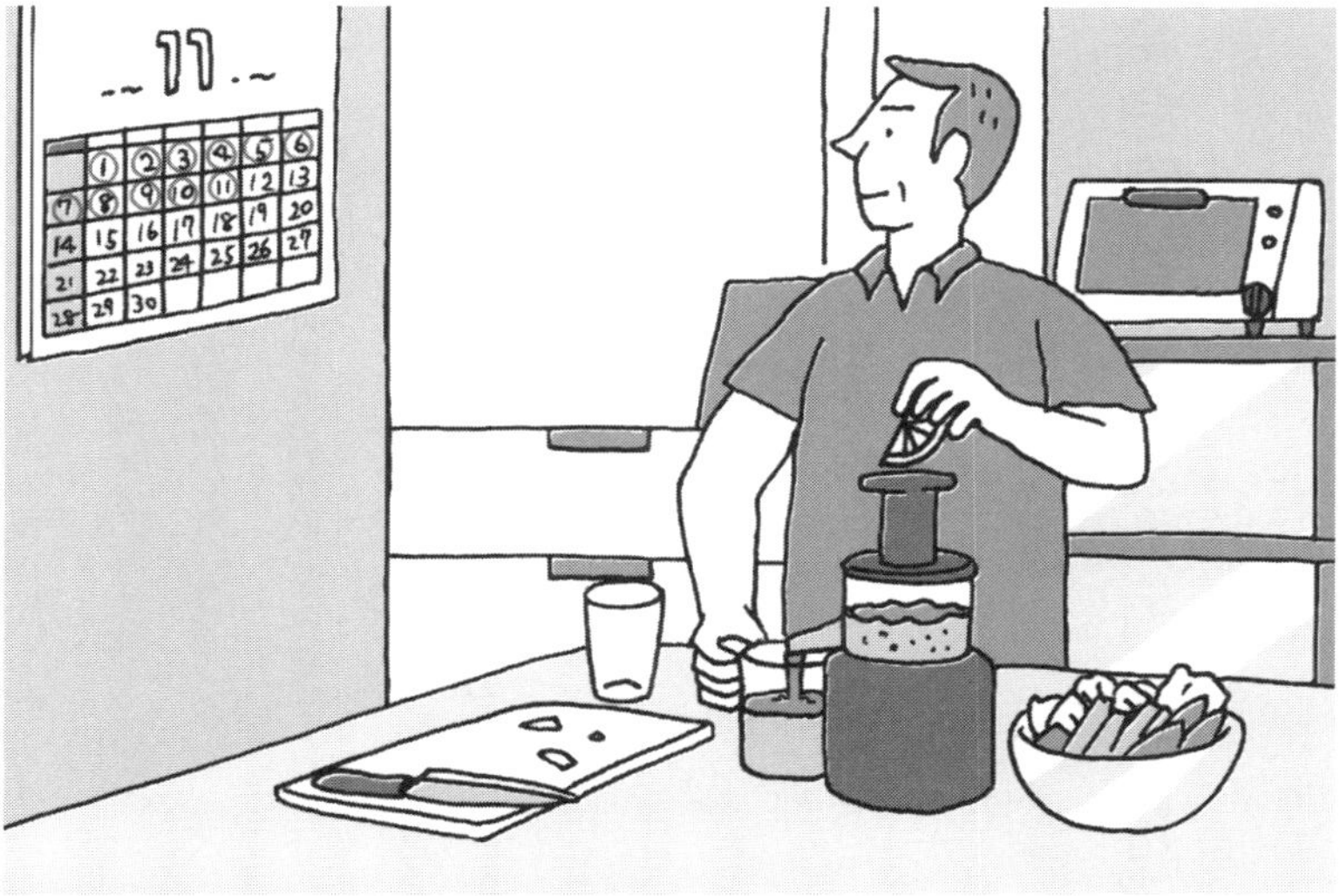

期間を限定して行うとつらさも半減できる

です。

たとえば、検査値や画像検査の結果に何らかの変化が見られたり、そうでなくても体調や顔色がよくなってきたりします。嗜《し》好《こう》や味覚の変化もその一つです。

１００日ほど食事療法を行っていると、「素材の味がわかって、このほうがおいしい」「なぜあんなに味けなく感じたのだろう」と思うようになる人が多く見られます。「外食や出来合いの惣菜《そうざい》は、塩も油も多すぎて食べられなくなった」という人も少なくありません。これは、味覚が正常化してきた証拠でもあります。

そうなれば、がんの食事療法が続けやすくなるのはもちろんのこと、血圧や血糖値、血中《けっちゅう》脂質《ししつ》の値など、他の検査値も改善する人が多数います。

ぜひ、その変化も楽しみにして、「まずは100日」を合言葉に続けてみてください。

このほかに、済陽式がんの食事療法では、大量の野菜・果物ジュースを飲むので「下痢《げり》をした」という声や、「体重が減少して不安」という声を聞くこともあります。

どちらも、体力が落ちるほどひどい場合には、消化のよいものを摂取《せっしゅ》するなどして是正《ぜせい》する必要があります。主食をおかゆなどの消化のよいものにしたり、豆腐などの摂取量をふやしたりしてみましょう。下痢が続く場合は、一時的に野菜・果物ジュースをやめるか減量し、野菜スープに置き換えてもかまいません。

しかし、多くの場合、下痢や体重減少は食事療法を続けていればよくなっていきます。それとともに体質改善が進む場合が多いので、対策をとりながら、基本的な食事療法は続けてください。

余命宣告は「三大療法の枠内」の統計だと知っておく

深刻な問題として、「余命宣告を受けて気持ちが落ち込み、治療に取り組む意欲がわかない」

というケースもあります。このときに大切なのは、「余命宣告はあくまでも標準治療だけを行ったと想定し、過去のデータから割り出しているもの」だということです。

余命宣告を行う医師も、本音をいえば過酷な宣告などしたくないのですが、「残る貴重な日々を悔いなく過ごせるように」という気持ちから行っています。その見立ては、統計的なデータに基づいています。

重要なのは、それが実際は「三大療法の枠内で考える限り」という注釈つきだということです。私自身、手術をはじめとする三大療法だけでがんの治療を行っていた時代には、統計的な余命を重視していました。しかし、食事療法をとり入れた結果、その余命のくつがえる例が続出したので、余命宣告を行うことはやめました。

食事療法を加えれば、統計的な余命が必ずくつがえるとは、もちろんいえませんが、大部分の人がかなり違う経過をたどるのは確かです。

余命宣告をされるからには、非常に厳しい状況であることは間違いありません。決して軽んじてもらっては困りますが、余命宣告によって治療への意欲がなくなったり、自暴自棄になったりするのは残念です。「三大療法の枠内なら、そういうことか」と理解し、「まずできることから」と一歩踏み出す気持ちを持ってもらえたらと思います。

多くの場合、余命宣告は、三大療法をやり尽くして、できる治療が尽きてしまったときに行われますが、その枠の外に食事療法という希望があることを、ぜひ知っておいてください。

第3章

済陽式
がんの食事療法の
すべて

再発・転移・多発がんを主な対象として有効率60％強

本章では、済陽《わたよう》式がんの食事療法について、治療成績や基本方針、具体的なやり方を紹介します。最初に、現在までの治療成績を紹介しましょう。

統計の対象は、この食事療法を継続的に行った505例で、平均観察期間は5年です。がんの種類（部位）は、胃がん、大腸がん、肝臓《かんぞう》がん、膵臓《すいぞう》がん、胆道《たんどう》がん、食道がん、前立腺《ぜんりつせん》がん、乳がん、肺がん、悪性リンパ腫など、多岐にわたっています。対象者の90％近くは、ステージⅢ（3期）～Ⅳ（4期）で、晩期《ばんき》がんを含む進行がん、再発・転移がん、多発がんなどです。全体の約半数は、手術の対象外とされた症例です。なお、余命宣告をされた患者さんが食事療法を実践することにより生還してきた例を多数、目《ま》の当たりにしていることから、私は「末期がん」ということばは使わずに、ステージⅣのがんは「晩期がん」と呼ぶことにしています。

一般にがんのステージⅢとは「近くの組織やリンパ節《せつ》に転移した状態」、ステージⅣとは「離れた臓器に転移（遠隔転移）した状態」をいいます（くわしくはがんの種類によっても違います）。

がんに限らず、再燃（病気の勢いがぶり返すこと）するおそれのある病気の場合、「寛解《かんかい》」という表現を用いますが、これは治癒《ちゆ》状態のことです。それが長期間続けば、完治といえるように

済陽式がんの食事療法の治療成績

寛解+改善（71+235)=306/505=60.6%

臓器別症例数		寛解	改善	不変	進行	死亡
胃がん	63	7	32	2	2	20
大腸がん	123	11	72	2	5	33
肝臓がん	28	5	10		1	12
膵臓がん	62	7	27	1	1	26
胆道がん	28	3	10		3	12
食道がん	16	5	4			7
前立腺がん	53	13	24	6	5	5
乳がん	63	10	28	1	10	14
肺がん	22	3	11	2	1	5
悪性リンパ腫	21	3	13		2	3
その他	26	4	4		4	14
総計	505	71	235	14	34	151

（2017年）平均観察期間：5年

なります。505例中、そのような状態に至った人が71人、縮小などの改善例は235人で、両者を合わせた数は306人、有効率は60・6%となっています（上の表を参照）。

がんの種類によっても有効率の差があり、大腸がん、前立腺がん、悪性リンパ腫などは、比較的、食事療法が効果を発揮しやすいがんで、有効率は60%台後半から70%台です。

なお、野菜・果物ジュースのじゅうぶんな飲用をはじめ、かなり基本に忠実に実践した例に限って見た場合、その有効率は7~8割に達します。

がんのステージ別5年生存率

がんの種類	ステージ	5年相対生存率(%)
胃がん	I	97.2
	II	62.8
	III	49.0
	IV	7.1
	不明	89.9
	計	74.9
直腸がん	I	97.8
	II	88.9
	III	82.3
	IV	28.1
	不明	91.6
	計	78.7
肝臓がん	I	62.3
	II	37.3
	III	14.8
	IV	0.9
	不明	32.3
	計	37.0

がんの種類	ステージ	5年相対生存率(%)
肺腺がん	I	89.4
	II	54.7
	III	26.8
	IV	8.0
	不明	89.4
	計	55.6
乳がん(女性)	I	100.0
	II	96.1
	III	80.0
	IV	40.0
	不明	86.5
	計	93.7

※がん研究振興財団
「がん統計2019」より引用して改変

以上のような数字については、さまざまな評価があるでしょう。一つ参考にしてほしいのが、現在の標準的な三大療法（手術・放射線療法・抗がん剤）を行ったさいの「がんのステージ別5年生存率」です（上の表を参照）。

この表では、がんの種類にもよりますが、ステージⅢ～Ⅳの数値は全体的に低く、Ⅳではひとけた台が目立ちます。

厳密な統計の条件は違うものの、先の数字と比較すると、がんの治療に食事療法を加える意味が見えてくるのではないでしょうか。

手術後や抗がん剤治療中から行うのが理想的

済陽式がんの食事療法は、ステージⅢ～Ⅳの患者さんだけにおすすめしているわけではありません。統計上、このステージが多いのは、現状では多くの人がその段階にならないと、がんの食事療法に着目しないからです。

本来、がんの食事療法は、すべてのステージのがん患者さんにおすすめしたいものです。とくに、手術で病巣《びょうそう》を切除したあとには、できるだけ早い時期から食事療法に取り組んでほしいのです。

がんは、代謝《たいしゃ》（体内における物質の変化や入れ替わり）の異常や免疫力《めんえきりょく》（体内に病原体やがん細胞が侵入しても発病を抑える力）の低下が基盤となって起こる「全身病」です。たまたまその患者さんの弱点となる臓器にがん病巣が現れて、「胃がん」「大腸がん」などと局所の名前で呼んでいるだけで、それを生む基盤は全身にあると思ってください。ですから、そのがんを切除したからと、「治療は終わり」とはいえないのです。

かつての私は、根治《こんち》手術で確認できるがん病巣が切除できたら「治療は終わり」だと思っていました。術後の患者さんに、「がんはきれいに取れましたよ」と伝え、手術を乗り越えた患者さんへの労《ねぎら》いを込めて「何でも好きなものを食べてください」ともいっていました。がんの食事療法の意味を知ったいま、それは大きな間違いだったと思っています。

がんが体内にあると、その病巣自体が免疫力を下げるように働きかけるので、可能な限り（体力を大きく落とさない範囲で）、がんを切除するのは重要なことです。しかし、それは治療の終わりではなく始まりです。

術後、抗がん剤を使用するケースが多いのですが、このタイミングで食事療法を始めると、抗がん剤の副作用を軽減するのにも役立ちます。食事療法を始めるチャンスととらえて、ぜひ検討してみてください。

さらにいうと、がんの予防の目的でも、この食事療法のエッセンスをとり入れるのがベストです。私たちの体内では、日々、がん細胞が発生しており、免疫の力でそれを監視し、増殖《ぞうしょく》を阻止していると考えられています。これは「バーネット卿《きょう》仮説」と呼ばれる考え方で、現在では有力な説とされています。

ですから、病気としてのがんが発生する以前から、代謝を整え、免疫力を底上げする食事をとることには大きな意味があるのです。もちろん、予防のための食事は、それほど大量の野菜・果物ジュースを飲んだり、厳格な塩分制限をしたりしなくてもかまいません。エッセンスをとり入れるだけで、がんの予防効果はかなり高まると考えられます。これについては、本章の末尾で解説します。

それでは、済陽式がんの食事療法の具体的なやり方を紹介しましょう。なぜその項目が有効なのかという効果のメカニズムについても、各項のやり方の前に付記します。

済陽式がんの食事療法の基本は6箇条

済陽式がんの食事療法の基本は、以下にあげる6箇条です。

とくに重要な柱は、「大量の野菜・果物ジュースを飲む」「塩分制限」「肉食（動物性脂肪《しぼう》・たんぱく質）の制限」の三つです。いずれも代謝を整えて免役力を高めるとともに、がん細胞の増殖を抑える効果があります。

6箇条のうち、第1・2・3条がこれに該当します。第4・5・6条では、さらに代謝の調整や免役の増強に役立つことを実践します。すべてを最初から行うのがむずかしいという場合は、まず第1・2・3条から着手してみてください。慣れるにしたがって、第4・5・6条もとり入れていきましょう。

前章でもふれましたが、がんの食事療法で最も重要なのは最初の100日、つまり3ヵ月余りです。食事療法の効果の現れ方は、個々のケースで大きく違いますが、早ければ100日程度で何らかの効果が確認できます。

検査値や検査画像に変化がない場合でも、多くの例で倦怠感《けんたいかん》の軽減をはじめとする体調の改善が見られます。「体調」はあやふやなものだと思うかもしれませんが、代謝の是正《ぜせい》や免疫力の向上を示す大事な兆候《ちょうこう》です。

また、100日程度続ければ、味覚や嗜好《しこう》が変わり、素材の味がおいしく感じられるようになってきます。これも重要なポイントで、食事療法を続けるモチベーション（動機づけ）や自信につながります。

なお、100日で検査結果の変化が見られない場合でも、半年から1年程度、きちんと実行すれば、大部分の例で腫瘍《しゅよう》マーカー（がんになると血中にふえ、がんの診断の指標となる物質）など検査値の改善、画像検査で見た病巣の縮小といった効果が見られます。段階的に確認しながら続けてください。

済陽式がんの食事療法6箇条

第1条

大量の野菜・果物ジュースを飲む

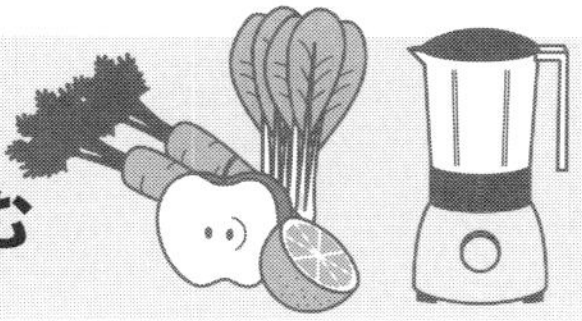

第2条

限りなく無塩に近い塩分制限

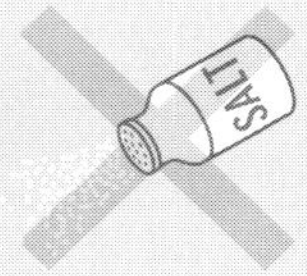

第3条

肉食の制限

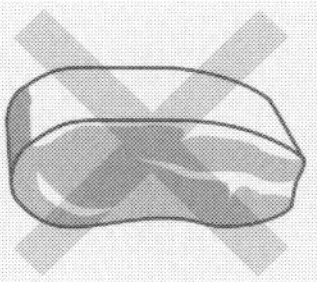

第4条

未精白の主食をとる

豆・イモ類も

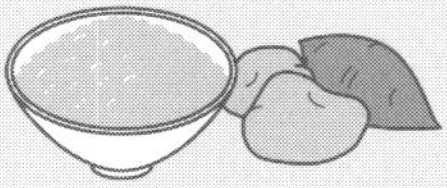

第5条

免疫アップに役立つ食材をとる

乳酸菌、海藻、キノコ、レモン、
ハチミツ、ビール酵母

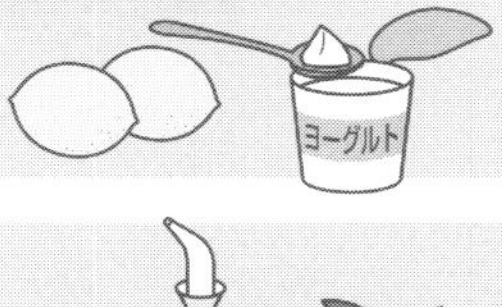

第6条

オリーブ油、ゴマ油、ナタネ油の活用

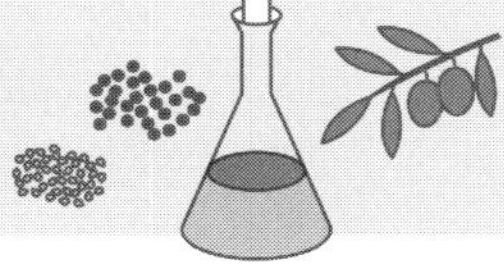

＋ 自然水を飲む、禁煙・禁酒

第1条

大量の野菜・果物ジュースを飲む

新鮮な野菜・果物ジュースは「天然の抗がん剤」

私はがんの食事療法を考案するにあたり、がんの食事療法の草分けであるゲルソン療法、がんや難病の治療実績で知られる甲田療法や栗山式食事療法などに学びました。いずれも大量の野菜・果物ジュース（甲田療法では青汁）を飲むことが重要な柱となっています。

ゲルソン療法を考案したマックス・ゲルソン博士は、「新鮮な野菜・果物で作るしぼりたてジュースは、『天然の抗がん剤』と位置づけられる」と述べています。

その大きな理由は、野菜・果物には、ビタミンC、ビタミンE、β《ベータ》‐カロテン、各種のポリフェノール類、イオウ化合物といった「抗酸化成分」が豊富に含まれるからです。ポリフェノールやイオウ化合物はファイトケミカル（植物性の機能性成分）とも呼ばれます。

がんの発生原因の一つに、細胞を傷つける「活性酸素《かっせいさんそ》」があります。活性酸素は、紫外線や大気汚染、酸化した食品、有害物質などから生じるほか、体内で代謝に伴《ともな》って常に産生されています。

人体には、活性酸素を打ち消す抗酸化物質をつくる機能が備《そな》わっていますが、代謝の乱れや加

活性酸素がふえる原因と体への害

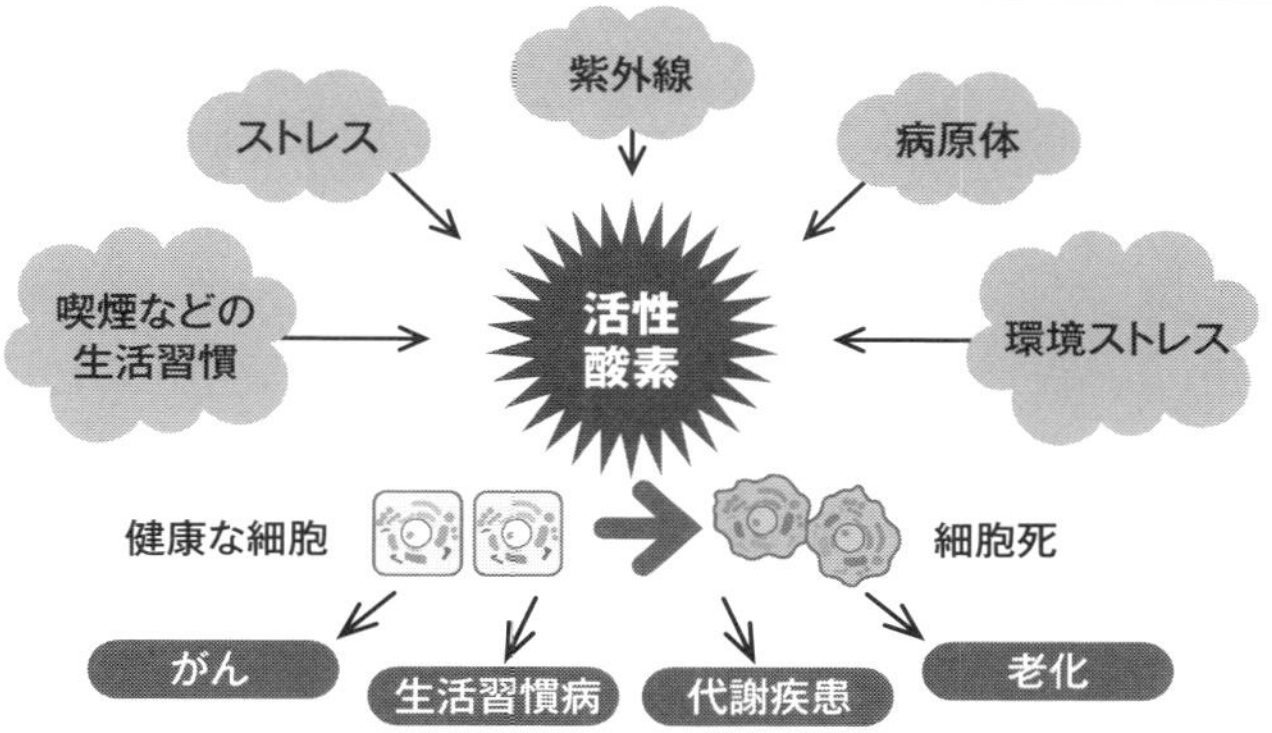

活性酸素は加齢、紫外線、病原体、生活習慣、ストレスなどによってふえる。過剰な活性酸素が老化を進めたり、がんのリスクを高めたりする

『一生薬のいらない体になる！健康のしくみ図鑑』済陽高穂・栗原毅著、宝島社より引用して改変

齢、有害物の過剰な摂取《せっしゅ》などにより、抗酸化物質の産生が追いつかなくなると、がんのリスクが高まります。そこで、抗酸化物質を補《おぎな》って危険な活性酸素を除去する「毒消し」に役立つのが、大量の野菜・果物ジュースなのです。

野菜・果物には、体の調整役を果たすカリウム、カルシウム、鉄分などのミネラル、食物《しょくもつ》繊維《せんい》、酵素《こうそ》なども多く含まれています。これらも細胞の代謝の正常化や、免疫力の増強などに効果を発揮します。とりわけカリウムは、過剰になるとがんの増殖を促《うなが》すナトリウム（塩分）の排出《はいしゅつ》を促す役目をします。

以上にあげた成分には、加熱によって破壊されたり、煮汁に流れ出たりするものが多く含まれます。そのため、生《なま》で摂取したいのですが、生で大量に摂取するのはむずかしいので、ジュースにします。植物の細胞が破砕され、細胞内の成分が効率よく摂取できるのもジュースの利点です。

なお、腎臓病《じんぞうびょう》や心臓病などの患者さんでは、カリウムの摂取が制限される場合があります。これらの病気のある人は、ジュースをはじめとする野菜・果物の摂取について、主治医に相談し、指示に従ってください。

【やり方】無農薬の野菜・果物ジュースを一日1・5〜2リットル飲む

がんの食事療法として野菜・果物ジュースを飲む場合、素材選びの注意点があります。新鮮なものがよいのはもちろんですが、それとともにできるだけ「無農薬・減農薬」の素材を選んでください。農薬を多く使った野菜・果物でジュースを作ると、かえって毒をとっているような状況になりかねません。

農薬を使ってある野菜・果物は、一定時間、水に浸《つ》けると農薬の除去に役立ちます。根菜《こんさい》や果物は半日から一晩、水に浸けて皮をむきます。葉菜《ようさい》は30分ほど水に浸けるとよいでしょう。

日本では農家に対し、収穫間際には水で落ちやすい農薬に限定するように指導されています。10〜15分でほとんど落ちたという実験結果もあるので、浸水によってかなりの農薬が除けると考

野菜・果物のとり方

ジュースで一日に1.5～2リットル

旬の野菜と果物を適宜合わせ、ジューサーにかけてジュースを作る

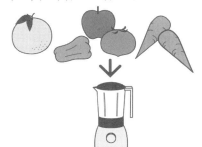

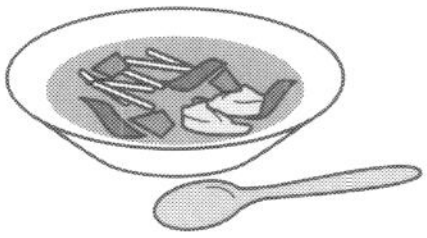

スープやそのほかの調理法で、野菜を500グラム、果物もデザートなどで適宜とる

●ジュースにする野菜・果物の例

野菜＝キャベツ、ホウレンソウ、コマツナ、ダイコンの葉、セロリ、パセリ、シュンギク、ハクサイ、レタス、ニンジン、ダイコン、カブ、トマト、ピーマン、パプリカ、ブロッコリーなど

果物＝グレープフルーツ、オレンジ、ミカン、ハッサク、ナツミカン、イヨカン、レモン、リンゴ、キウイフルーツ、バナナ、イチゴ、カキ、スイカ、メロン、パイナップル、ブドウなど

注意点

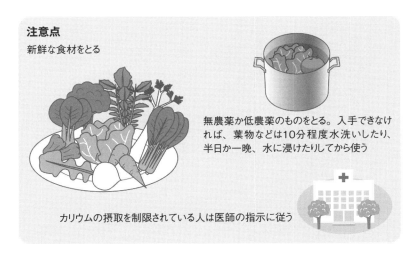

新鮮な食材をとる

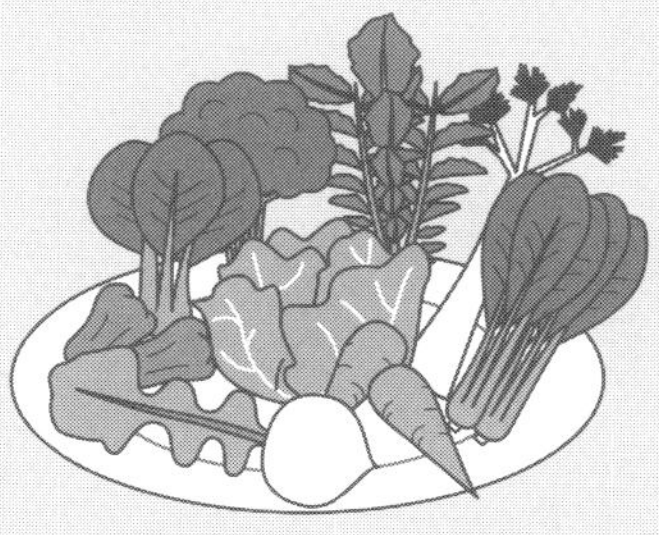

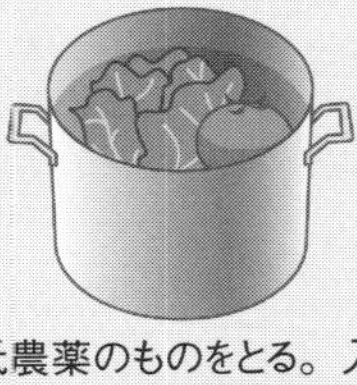

無農薬か低農薬のものをとる。入手できなければ、葉物などは10分程度水洗いしたり、半日か一晩、水に浸けたりしてから使う

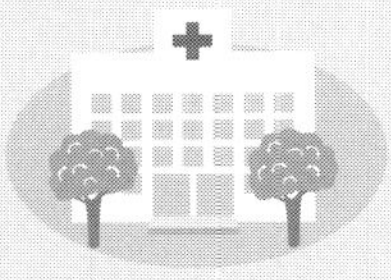

カリウムの摂取を制限されている人は医師の指示に従う

えられます。減農薬の野菜・果物は、一般的なものより安心ですが、できればやはり軽く浸水してから使いましょう。

こうした注意点を踏まえたうえで、旬《しゅん》の野菜・果物を中心に、以下のような素材を好みで組み合わせ、ジューサーにかけてジュースを作ります。

●野菜

・葉菜＝キャベツ、ホウレンソウ、コマツナ、ダイコンの葉、セロリ、パセリ、シュンギク、ハクサイ、レタスなど

・根菜＝ニンジン、ダイコン、カブなど

・果菜《かさい》、その他＝トマト、ピーマン、パプリカ、ブロッコリーなど

●果物

・柑橘類《かんきつるい》＝グレープフルーツ、オレンジ、ミカン、ハッサク、ナツミカン、イヨカン、レモンなど

・その他＝リンゴ、キウイフルーツ、バナナ、イチゴ、カキ、スイカ、メロン、パイナップル、ブドウなど

基本的に、作りたてのジュースを飲むようにします。一日量の目安は1・5～2リットルとし、少なくとも2～3回、できれば数回に分けて飲みます。そのつど作るのがベストですが、短時間であれば冷蔵保存して飲んでもよいでしょう。

ジュース以外でも野菜を積極的にとり、一日500グラムを目安に食べましょう。果物も、旬の新鮮なものを適宜《てきぎ》とってください。

第2条

限りなく無塩に近い塩分制限

塩分は高血圧だけでなくがんのリスクも高める

日本人の塩分摂取量は昔から多い傾向があります。現在では、かなりへってきましたが、それでも健康のためには、いまの平均的な摂取量の半分近くにするのが望ましいといわれています。

塩分というと、誰もが思い浮かべるのが高血圧やそれによる脳卒中《のうそっちゅう》（脳の血管がつまったり破れたりする病気）との関係でしょう。しかし、実は、塩分はがんのリスクを高める重要な要因でもあります。最初にそのことが注目されるようになったきっかけは、秋田県で行われた減塩運動でした。

当時、脳卒中の多い県として知られていた秋田県では、県をあげての減塩運動を30年ほど続け、塩分摂取量をかつての半分近くまでへらしました。すると、確かに脳卒中の発症率は半減しましたが、それ以上に胃がんの発症率が下がったのです。

現在では、過剰な塩分が胃壁《いへき》を荒らし、胃がんのリスクを高めることは広く知られています。塩分の過剰摂取にピロリ菌の感染が加わると、さらに胃がんのリスクが高まるという研究結果もあります。

さらに重要なのは、塩分の過剰摂取は、胃がんに限らず、すべてのがんのリスクを高めるということです。なぜなら、高塩分によって細胞のミネラルバランスが乱れやすくなるからです。

私たちの細胞の内外には、各種のミネラルが電気を帯びた「イオン」として存在しています。そのバランスが維持されることで、細胞の代謝が正常に行われます。

とくに重要なのが、細胞の外側に多いナトリウムと、細胞の内側に多いカリウムとのバランスで、これを「細胞のナトリウム・カリウムバランス」といいます。塩分（ナトリウム）の過剰摂

秋田県民の塩分摂取量の推移

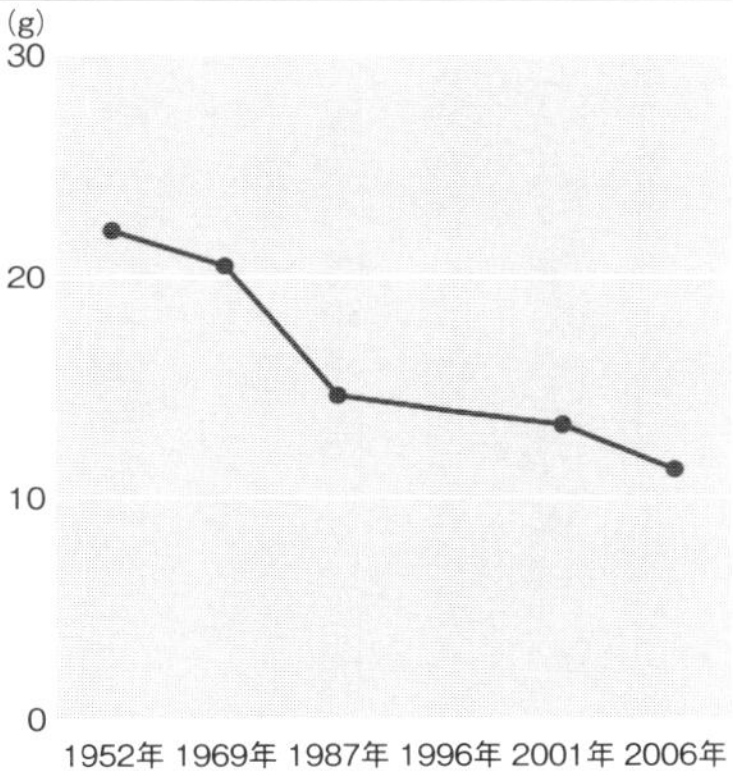

胃がんによる死亡率の推移

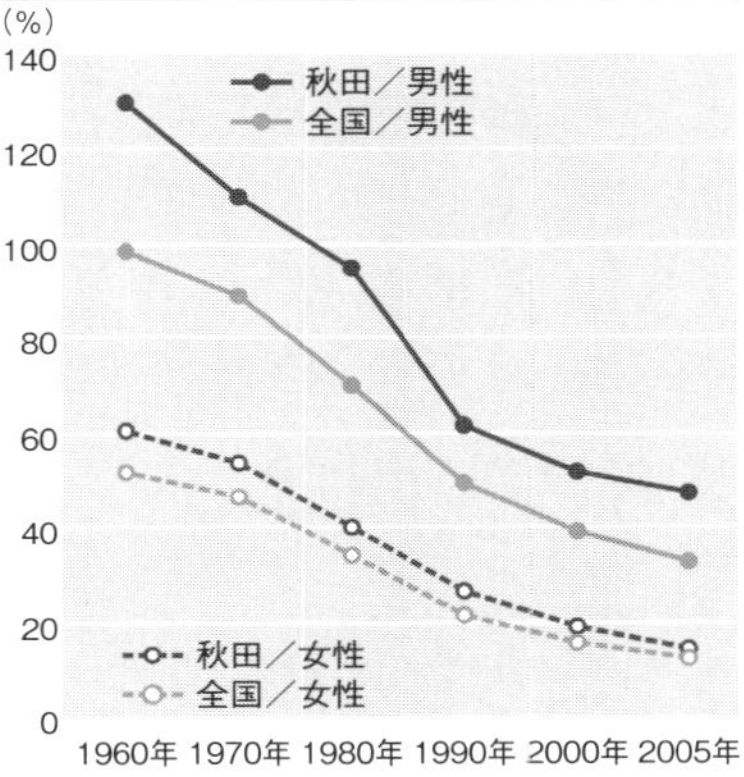

がん細胞と正常細胞のナトリウム・カリウムバランス

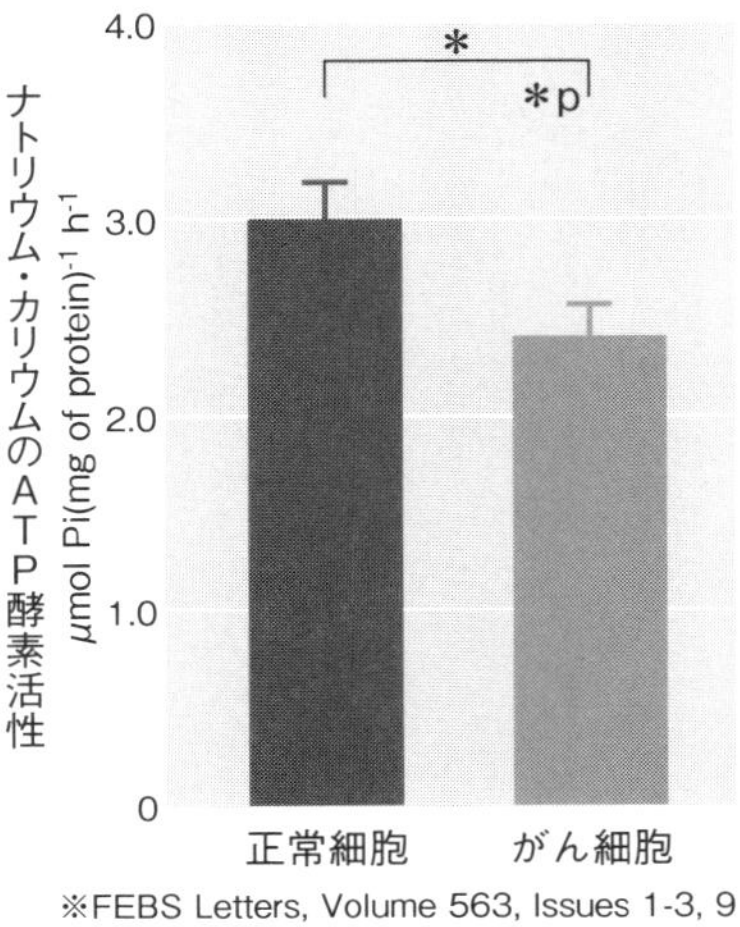

※FEBS Letters, Volume 563, Issues 1-3, 9 April 2004, Pages 151-154

細胞内外のミネラルバランス

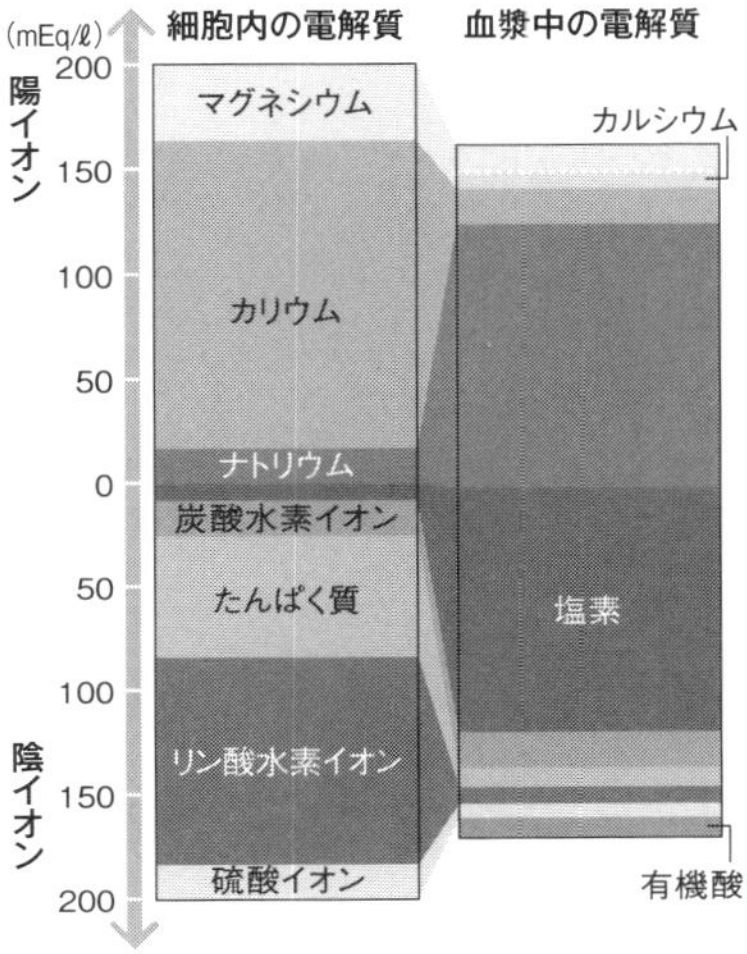

取は、このバランスを乱して細胞の代謝異常、ひいてはがんのリスクを高める一因となるのです。

最近、当院の指導で食事療法を続けている患者さんたちの尿中のナトリウム量を測定してみました。尿中のナトリウムは塩分を多く摂取するほど増加し、塩分摂取の指標になります。

通常、一般的な食事をとっている人の尿中のナトリウムは50~100mEq／Lです。塩分制限をすると、この数値を下回るようになり、そこにがんの食事療法の意味があります。

測定した242例のうち59例は、尿中のナトリウムが30mEq／L以下というかなり低いレベルに抑えられていました。この患者さんたちの経過を見ると、改善および現状維持が3分の2以上見られ、非常に良好な傾向にありました。

その一例が、第1章で紹介したT・Tさんです（21ページを参照）。T・Tさんの尿中のナトリウムは、30mEq／L以下という低いレベルで、その数値から厳格な塩分制限をされていることが見てとれました。発見時に、すでに肺と骨に転移していた前立腺がんでしたが、そのような徹底した塩分制限を含む食事療法により、1年余りですべてのがんが消失したのです。

一方、242名中148名は、がんの食事療法の実践中としては比較的高いレベルの51mEq／L以上でした。この患者さんたちの経過を見ると、改善・不変例は半数以下にとどまっていました。

ほかの要素もあるので一概にはいえませんが、このように塩分制限の重要性がわかる結果となりました。ゲルソン療法でも、厳格な塩分制限を重要視していますが、それはゲルソン博士が経験的に塩分とがんの関係を知っていたからでしょう。

以上の理由から、済陽式がんの食事療法では、塩分制限を重要な柱と位置づけています。

【やり方】調味料の塩は使わず高塩分の食品をさける

日ごろの調理に、塩や塩分を含む調味料（しょうゆ、みそ、ソースなど）は、原則として使わないようにします。どうしても必要な場合は、少量の「減塩塩」や「減塩しょうゆ」を使いましょう。これらは、塩化カリウムの添加によって、ナトリウムを４〜６割程度カットしてあります（腎臓病などでカリウムを制限されている人は使わないこと）。

減塩しょうゆに同量の酢かレモン汁を合わせると、塩分は通常のしょうゆの４分の１になるうえ、酸味で味わいが出ます。冷や奴《やっこ》やおひたし、刺身などに試してください。

それに限らず、酢やレモン汁、ユズ、スダチなどの酸味を活用すると、塩分をへらしてもおいしく食べられます。

また、コンブやカツオブシ、ニボシなどでとっただしや、コショウ、トウガラシ、カレー粉、シナモン、パプリカといった香辛料《こうしんりょう》、シソ、ショウガ、ネギ、ミョウガなどの香味《こうみ》野菜、香ばしい焼け目などを生かすと、塩分を制限しても物足りなさをカバーできます。

だしは、少しめんどうでも自宅で天然素材からとったものを使いましょう。市販の顆粒《かりゅう》や液体だしには、旨味《うまみ》成分の「グルタミン酸ナトリウム」が含まれているので、使用すると、塩辛くなくても塩分を摂取してしまいます。天然素材のだしパックなどを利用するのもよいでしょう。

もともと塩分を多く含む塩蔵品《えんぞうひん》（塩に漬け込んだ食品）であるタラコやイクラ、漬け物、佃煮《つくだに》、干物、塩ザケなどは、もちろんさけてください。ハム、ウインナー、ベーコンといった加工品、チクワやサツマアゲなどの練り製品にも多くの塩分が含まれています。これらの加工食品は、がんのリスクを高める食品添加物も多く含むので、その意味でも摂取量を半分以下にしましょう。また、麺類の汁も高塩分ですから、残すようにしてください。

出来合いの惣菜《そうざい》や弁当には、多くの塩や添加物が含まれるので、基本的に手作りの食事を主体にします。外食のときは、「ざるそばに少量のそばつゆをつけて食べる」「刺身定食にして少量のしょうゆをつける」など、自分で塩分が調整できるものにしましょう。

塩分制限のやり方

●自家製減塩しょうゆの活用

同量の減塩しょうゆと酢かレモン汁を合わせて自分専用のしょうゆさしに入れ、おひたしや冷や奴などに少量かける

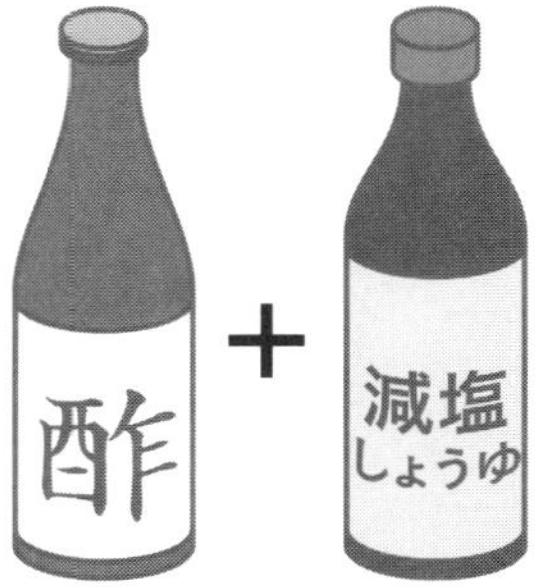

●酢やレモンなどの酸味

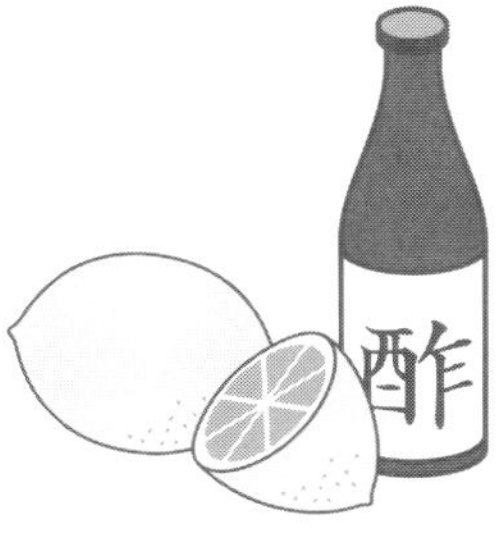

●だしを利かせる

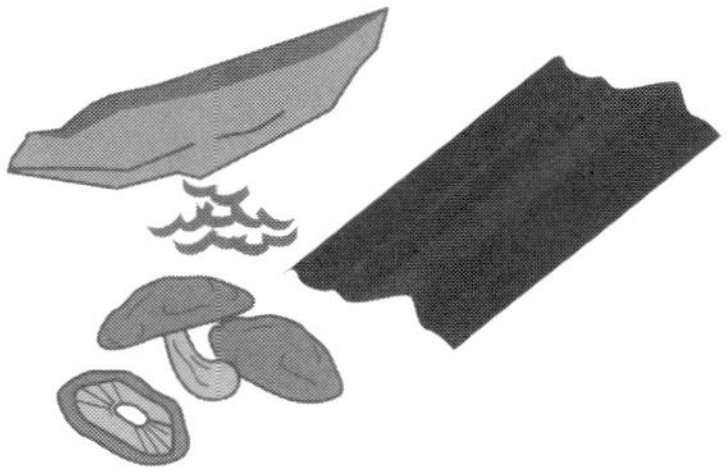

●ワサビ、カラシ、トウガラシ、サンショウ、コショウなどの香辛料の活用

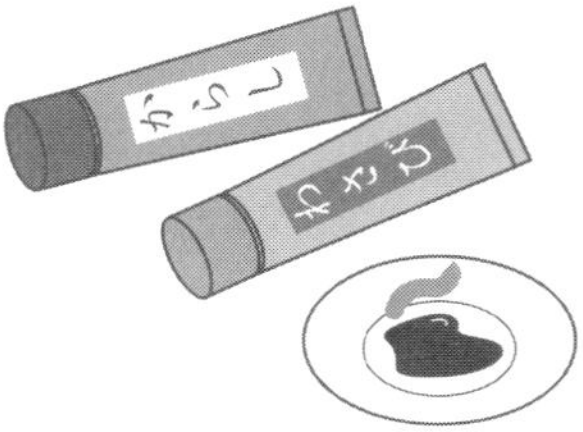

●ネギ、ショウガ、シソ、ミツバなどの香味野菜の活用

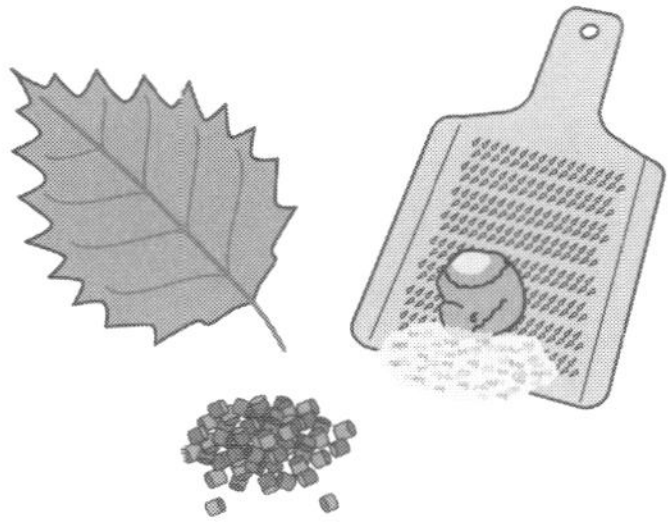

第3条

肉食の制限

牛肉・豚肉などのたんぱく質はがんのリスクを高める

がんの食事療法で、塩分とともに問題になるのが動物性食品のとりすぎです。動物性食品は、広義では、肉、魚介、卵などを指しますが、このうち、とくにがんに悪影響を与えるのが肉類、なかでもウシ・ブタ・ヒツジといった四足歩行動物の肉です。

四足歩行動物のたんぱく質は「アニマルプロテイン」、同じく脂肪は「アニマルファット」と呼ばれます（「アニマル」は動物全般のほかに四足歩行動物という意味があります）。これらはいずれも、がんの発症や増殖リスクを高めることがわかっています。

米国・ハーバード大学のウォルター・ウィレット教授は、牛赤身肉の摂取頻度《ひんど》と大腸がんの発生率との関係を調べたところ、毎日、牛赤身肉をとる人の大腸がんの発生率は、月1回以下の人の約2・5倍だったと報告しています。

また、米国・コーネル大学のT・コリン・キャンベル博士が、2群のマウスの一方に動物性たんぱく質（アニマルプロテイン）を5％、他方には20％含むエサを与え、肝臓がんを起こす物質

牛赤身肉の食習慣と大腸がんの関係

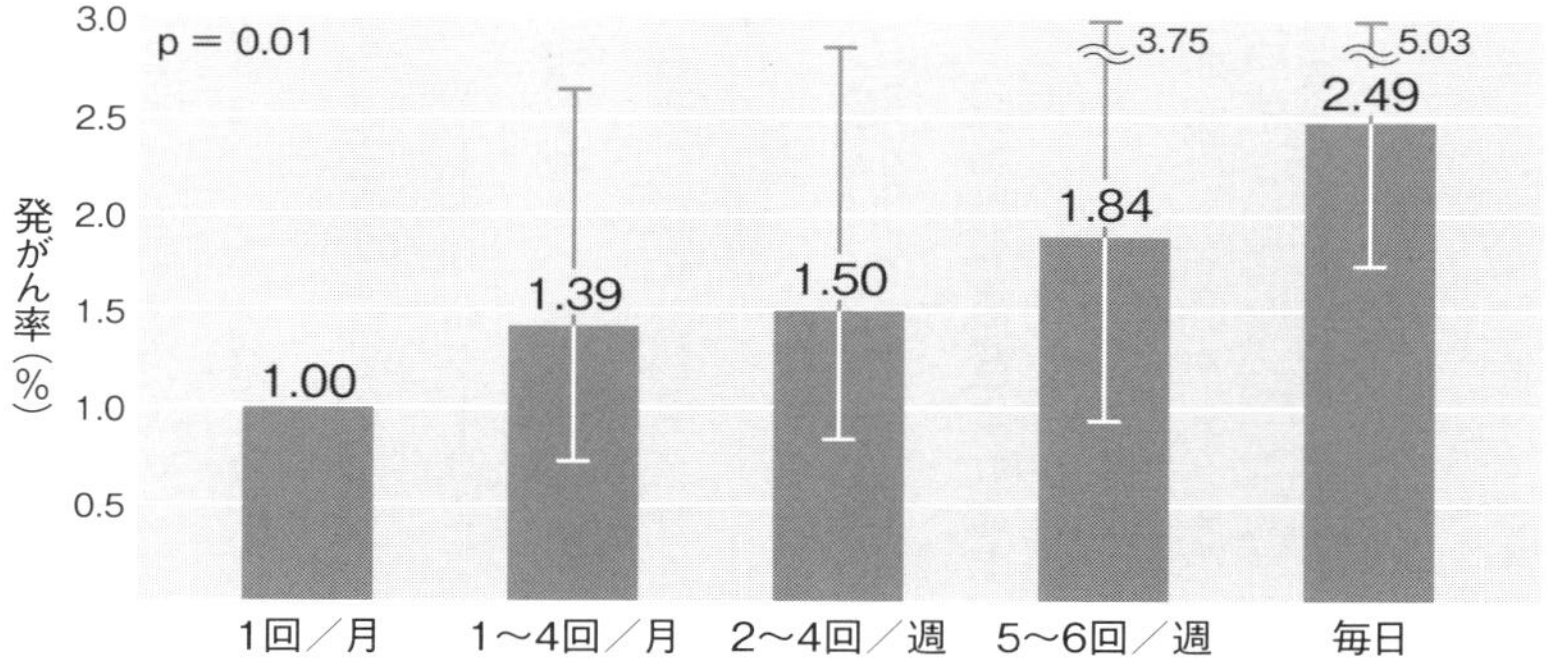

※Willet ほか、N Engl J Med、1990

牛赤身肉を食べる頻度別に、大腸がんの発生率を比較した研究。毎日食べる人の発生率は、月に1回以下の人の約2.5倍

動物性たんぱく質と肝臓がん

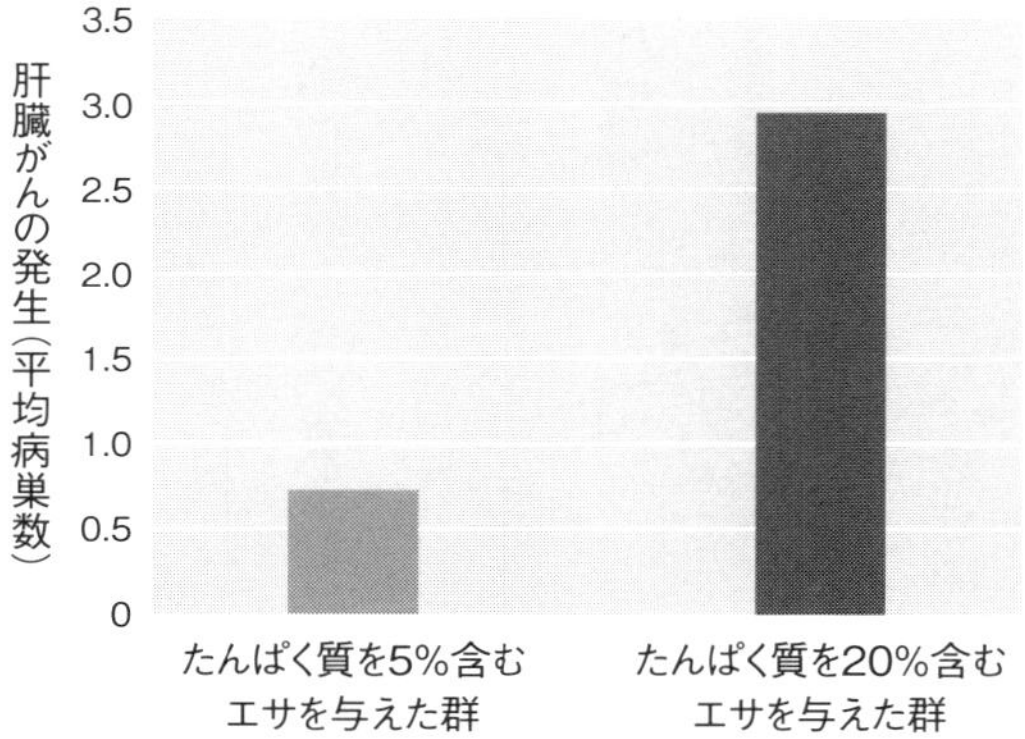

※T.Colin Campbell ほか、The China Study より

2群のマウスに、たんぱく質を5%含むエサと20%含むエサを与え、肝臓がんを起こす物質を投与。20%の群は肝臓がんの発症率が5%の群の約3倍

を投与したところ、後者の肝臓がん発生率は前者の約3倍でした。
たんぱく質は、20種類のアミノ酸が数千から数万個結合してできています。私たちがとったたんぱく質は、アミノ酸に分解され、人体に使える構造につくり替えられます。多量のアニマルプロテインをとると、この分解・合成が非常に活発になるため、アミノ酸配列のミスが起こりやすくなり、がんのリスクが高まると考えられています。

植物性たんぱく質に比べると、こうした傾向は広義の動物性たんぱく質全般に見られますが、なかでも要注意なのがアニマルプロテインなのです。

肉類の脂肪のとりすぎでがんに対する免疫が低下

牛肉・豚肉などに含まれるアニマルファットを多くとることも、がんに悪影響を与えます。アニマルファットには、飽和脂肪酸《ほうわしぼうさん》という脂肪酸（油脂《ゆし》のベースとなる成分）が多く含まれます。

飽和脂肪酸は、血中にある脂質《ししつ》の運び屋であるＬＤＬをふやしますが、それが酸化すると、動《どう》脈《みゃく》硬《こう》化《か》を進める「酸化ＬＤＬ」になります。

酸化ＬＤＬは有害なので、血中をパトロールしているマクロファージという免疫細胞が、それを取り込んで処理します。多くの酸化ＬＤＬを取り込んだマクロファージは、働けなくなって血

肉食とがんとの関係

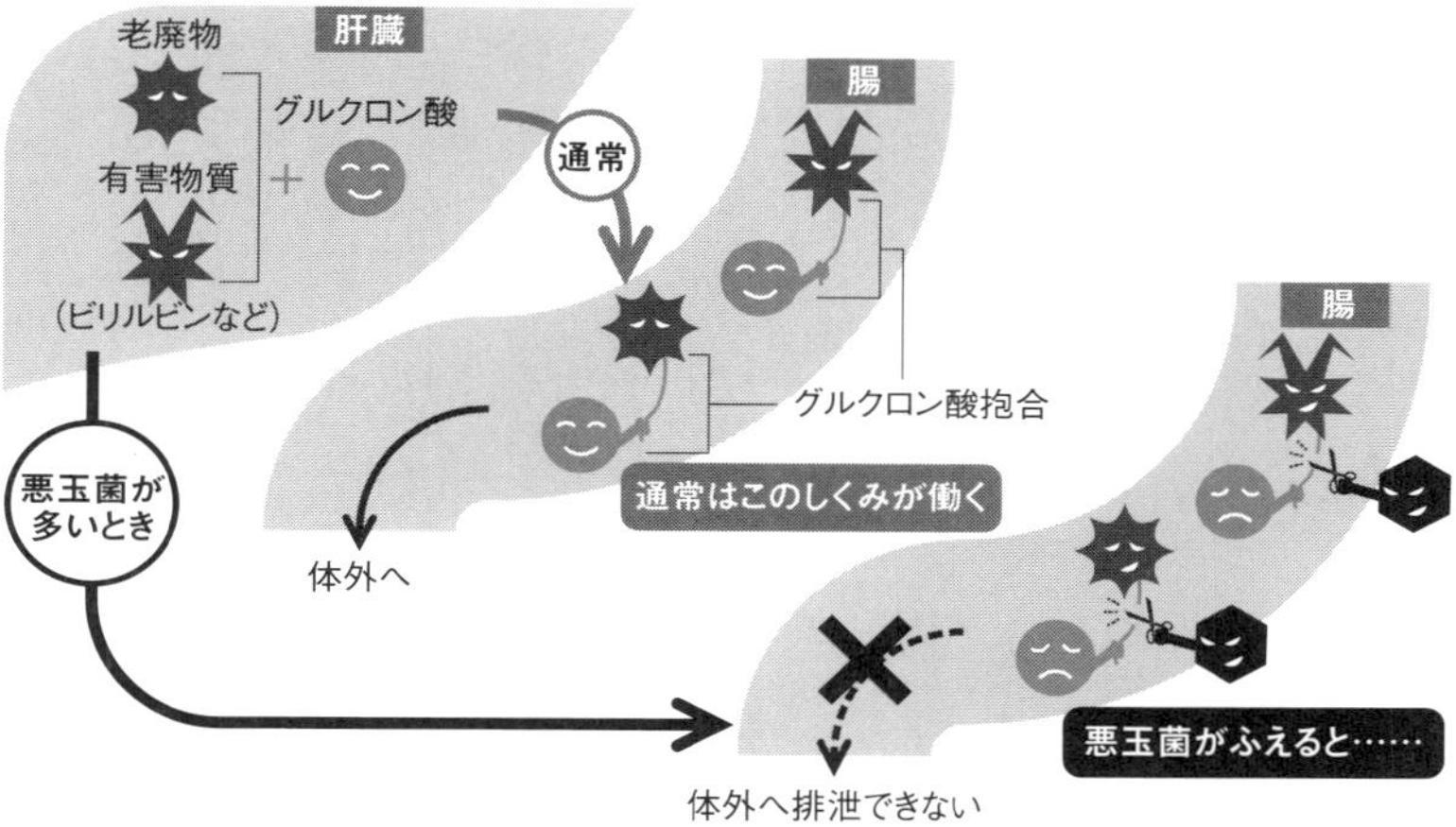

肉食に偏った食事は腸内の悪玉菌をふやす。悪玉菌は有害物を生み出して大腸がんのリスクを高める。しかも、肝臓でグルクロン酸抱合によって無害化された物質に対し、グルクロン酸をはずして毒性を高める

管壁《へき》に沈着し、これによって動脈硬化が進むのです。

マクロファージは、「がん細胞を見つけて処理する」という役割もになっています。アニマルファットを多くとって血中に酸化ＬＤＬがふえると、その処理に多数のマクロファージが使われて、がん細胞の処理まで手が回らなくなり、がんの発生・増殖を許しやすくなるのです。

同時に、アニマルファットのとりすぎで動脈硬化が進み、血流が悪くなることによっても、マクロファージなどの免疫細胞ががんの病巣部にかけつけにくくなります。

このほか肉食は、別の意味でもがんに悪影響を与えます。

私たちの腸には、300種類・100兆個といわれる腸内細菌が棲《す》んでいますが、肉食に偏《かたよ》ると、そのうち、体に有害な悪玉菌が増加します。悪玉菌は、体内で発がん物質に変わるアミンなどの毒性物質を出して、がんのリスクを高めます。

また、胆汁《たんじゅう》（脂肪の消化液）の成分であるビリルビンは、肝臓でつくられて腸へ送られますが、毒性が強いので、グルクロン酸という物質と結合させて無毒化されています。悪玉菌はβグルクロニダーゼという酵素を分泌《ぶんぴつ》して、このグルクロン酸をはずし、ビリルビンの毒性をあらわにして、大腸壁の傷を招いて大腸がんのリスクを高めるのです。

四足歩行動物の肉類は、このようにさまざまな面でがんのリスクを高めます。

【やり方】少なくとも半年は牛肉・豚肉をさけて鶏肉や魚介類に

以上の理由から済陽式がんの食事療法では、少なくとも半年は、四足歩行動物（ウシ、ブタ、ヒツジなど）の肉をとらないようにします。半年を過ぎてもがんの改善が見られなければ、禁止期間を延長します。

画像検査や腫瘍マーカー値の結果から、体内にがんが残存している間は、四足歩行動物の摂取をさけるのが基本です。検査で確認できるがんがなくなったら、経過を見ながら慎重に、徐々に摂取を再開してもけっこうです。

体に必要なたんぱく質は、鶏肉や魚介類（種類は後述）などで摂取しますが、これらも通常量（それまでとっていた量）の7～8割を目安とし、とりすぎないようにしましょう。

卵は良質なもの（放し飼いで穀類や貝殻のエサを食べて育ったニワトリが産んだ卵など）を、一日1～2個を目安にとります。植物性たんぱく質源となる納豆や豆腐などの大豆製品は、通常量をとってかまいません（くわしくは第４条を参照）。

鶏肉の脂肪は、四足歩行動物より飽和脂肪酸が少ないのですが、できるだけ脂肪の少ないささみや胸肉を選ぶと安心です。

魚介類のうち、赤身のマグロやカツオはさけてください。マグロやカツオの赤色をつくっているのは、酸素の運搬役であるミオグロビンで、これらは酸化しやすい成分です。酸化した成分は細胞を傷つけてがんのリスクを高めます。また、酸素の結合がはずれるときに、有害な活性酸素が一部に発生します。健康なときなら問題ない魚ですが、がんの患者さんはさけましょう。

済陽式がんの食事療法で問題なくとれる魚介類は、タイ、カレイ、ヒラメ、タラといった白身魚、アジ、イワシ、サバ、サンマといった青魚、アサリ、シジミ、カキ、ホタテといった貝類、エビやカニといった甲殻類《こうかくるい》、イカ、タコなどです。

なお、サケの赤色はヘモグロビンやミオグロビンではなく、アスタキサンチンという抗酸化物質です。その意味でも、サケは、がんの食事療法で活用したい魚の一つといえます（塩ザケは除く）。

青魚は、ＥＰＡ（エイコサペンタエン酸）やＤＨＡ（ドコサヘキサエン酸）など、現代人に不足しやすいｎ－３系というグループの脂肪酸が豊富な点でもおすすめです。血合いの部分にはヘモグロビンやミオグロビンが含まれますが、少量なのでとってけっこうです。ただし、青魚は、いわゆる「足が早い」食品の一つなので、できるだけ新鮮なものを選んでください。

干物は、高塩分である点からも、酸化のおそれが大きい点からもさけましょう。シラス干しやサクラエビは、自然の塩分のみの新鮮なものなら、工夫してとってもかまいません。塩分が強ければお湯に浸けるなどして塩抜きし、調味料を兼ねて少量使うとよいでしょう。

肉食の制限のやり方

●半年から１年は禁止

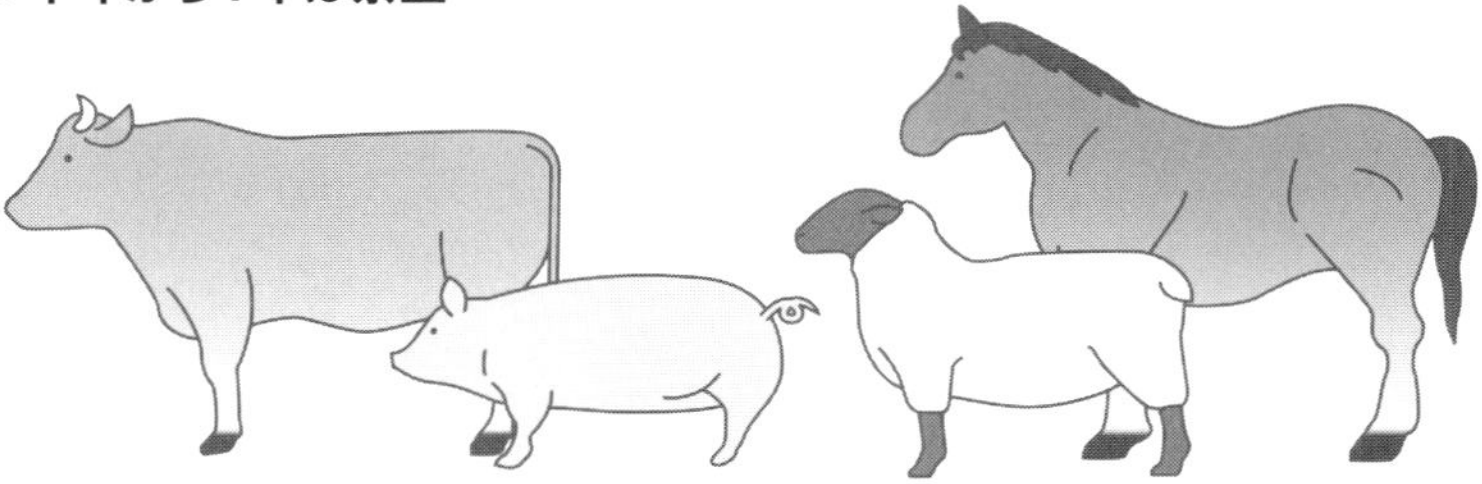

牛肉　豚肉　羊肉　馬肉

●通常量の７〜８割ならOK

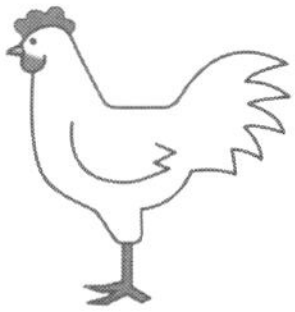

鶏の胸肉やササミ

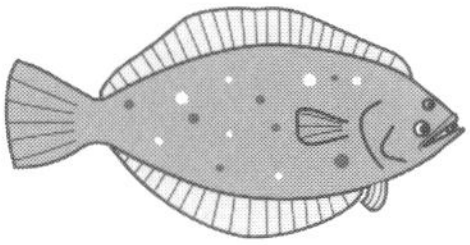

タイやカレイ、ヒラメ、タラなどの
白身魚やサケ

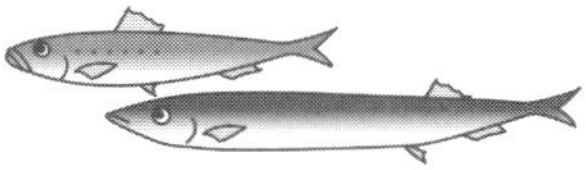

アジ、イワシ、
サバ、サンマなどの青背魚

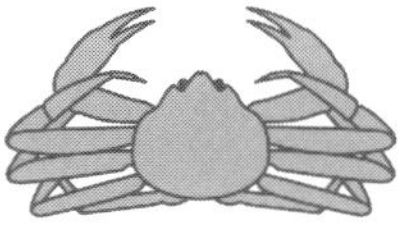

エビ、カニなどの甲殻類や
イカ、タコなど

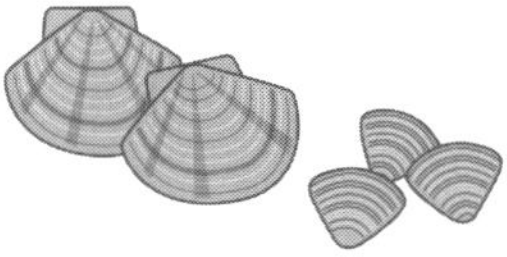

アサリ、シジミ、
カキ、ホタテなどの貝類

●卵は良質なものを一日１個

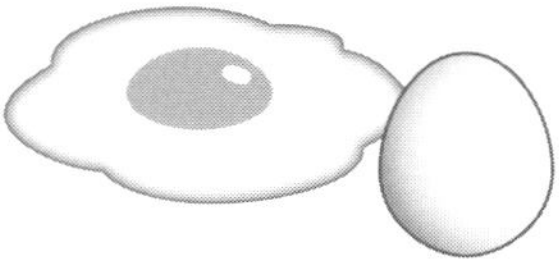

第4条

未精白の主食をとる（豆・イモ類も）

胚芽にはがんの抑制に役立つ物質が多く含まれる

白米は、玄米《げんまい》からぬか層（果皮《かひ》・種皮《しゅひ》）と胚芽《はいが》を取り除いたものです。除いた胚芽部分には、ビタミンB群やE、抗酸化物質のリグナンやフィチン、食物繊維など、代謝をよくして、がんの抑制に役立つ種々の成分が含まれています。

胚芽成分を除いて食べることは、栄養的にはたいへんもったいないことです。全粒粉《ぜんりゅうふん》（胚芽成分を含む小麦粉）と白い小麦粉にも同じことがいえます。

第2条で述べた「細胞のナトリウム・カリウムバランス」が正常に保たれるには、細胞のエネルギーである「ATP」というものが重要です。自然にしていれば、細胞の内外で同じ濃度になろうとする細胞外のナトリウムと細胞内のカリウムを、それぞれ濃く保つにはエネルギーが必要だからです。

そのエネルギーの産生にはビタミンB群が不可欠です。ビタミンB群は、現代の食生活でとりにくいビタミンですが、未精白の穀物をとれば効率よく摂取できます。

玄米・胚芽米・白米の断面図

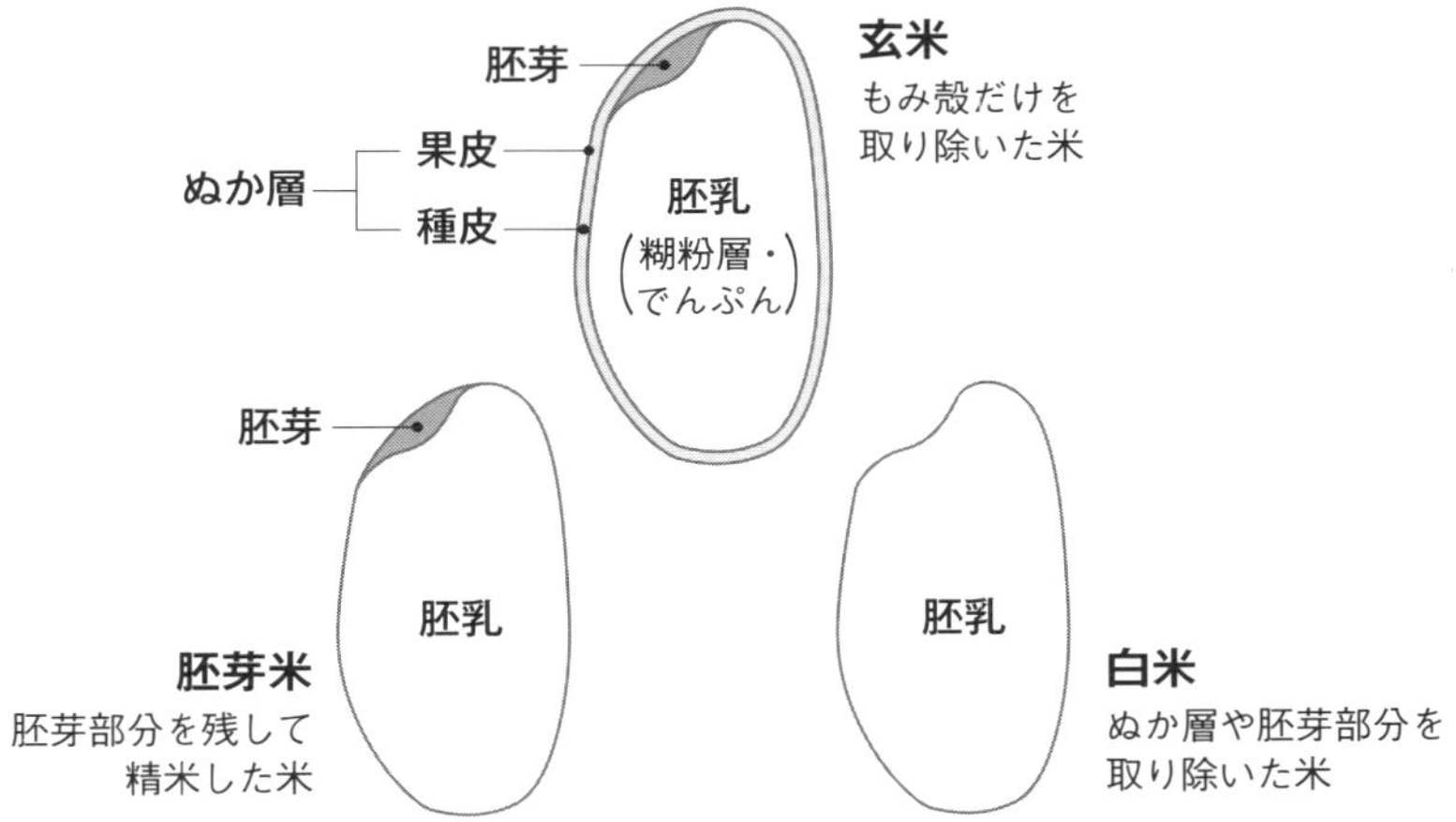

玄米の成分を100としたときの精白米との比較

●精白米と比較した場合の玄米の栄養価

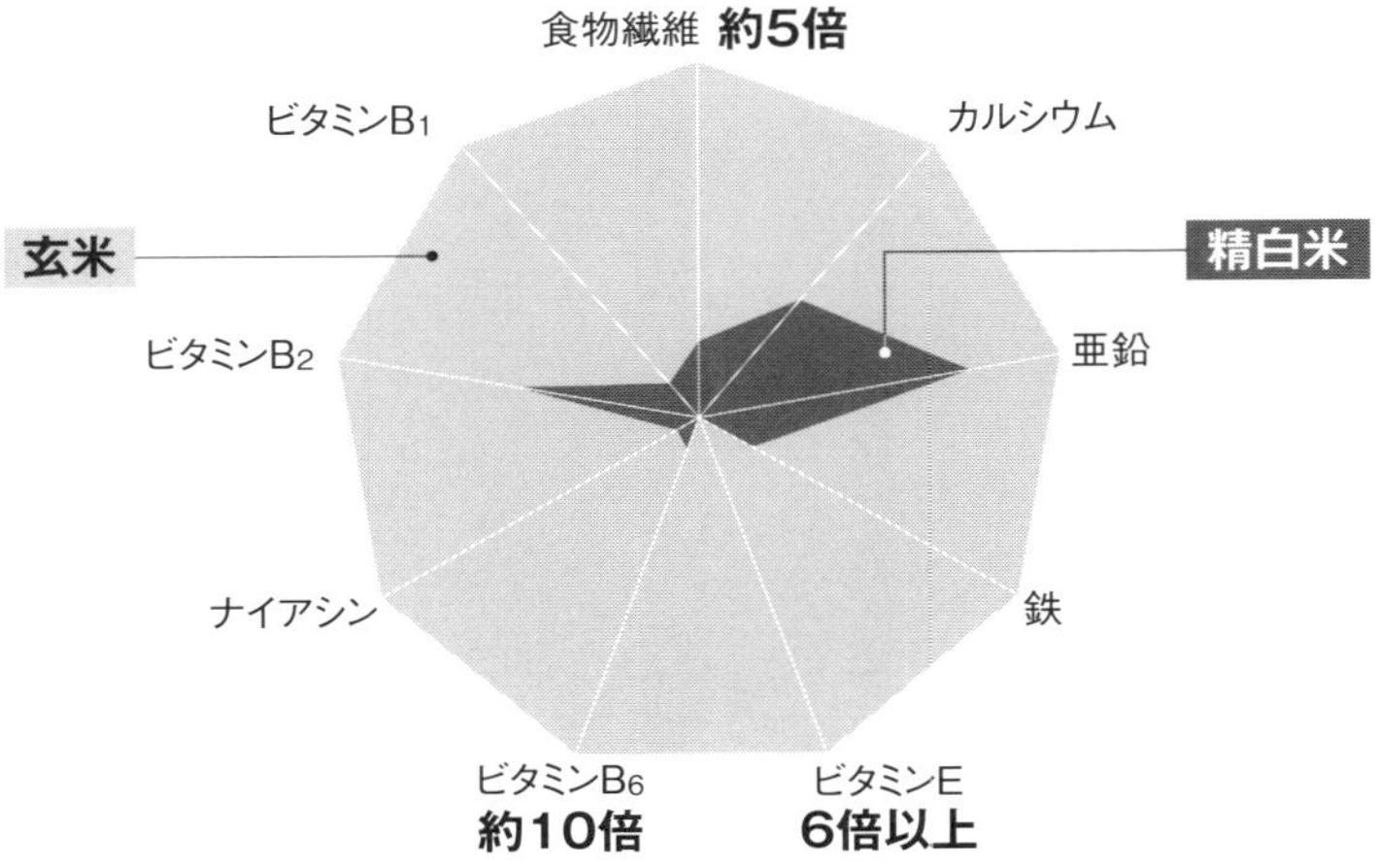

そこで、済陽式がんの食事療法では、玄米や胚芽米、ある程度ぬかを残した分《ぶ》づき米など、未精白の穀物を活用します。最近は、食べやすく栄養豊富な発芽玄米《はつがげんまい》も人気です。全粒粉で作ったパンやパスタなども市販されるようになっています。

ほかに、胚芽成分やそれに近い栄養素を含むアワ・ヒエ・キビ・大麦などの雑穀を白米にまぜて炊くのもよいでしょう。

代謝を整える成分が豊富な豆・イモ類も活用

大豆をはじめとする豆類、豆製品には、良質なたんぱく質、ビタミン、ミネラル、食物繊維などが多く含まれています。

とくに大豆や、納豆・豆腐などの大豆製品には、重要なビタミンB群とともに、がんや動脈硬化を抑制するイソフラボンというポリフェノールが豊富です。

大豆の研究で有名な京都大学名誉教授の家森幸男《やもりゆきお》先生は、大規模な疫学調査《えきがくちょうさ》（病気や健康状態について広い地域や多数の集団を対象としその原因や発生状態を統計学的に明らかにする調査）により、大豆イソフラボンに乳がんや前立腺がんの抑制効果が認められたと報告しています。

一方、イモ類も各種のビタミン、ミネラル、食物繊維などを豊富に含んでおり、代謝を整える

大豆イソフラボンのがん抑制効果

●前立腺がん

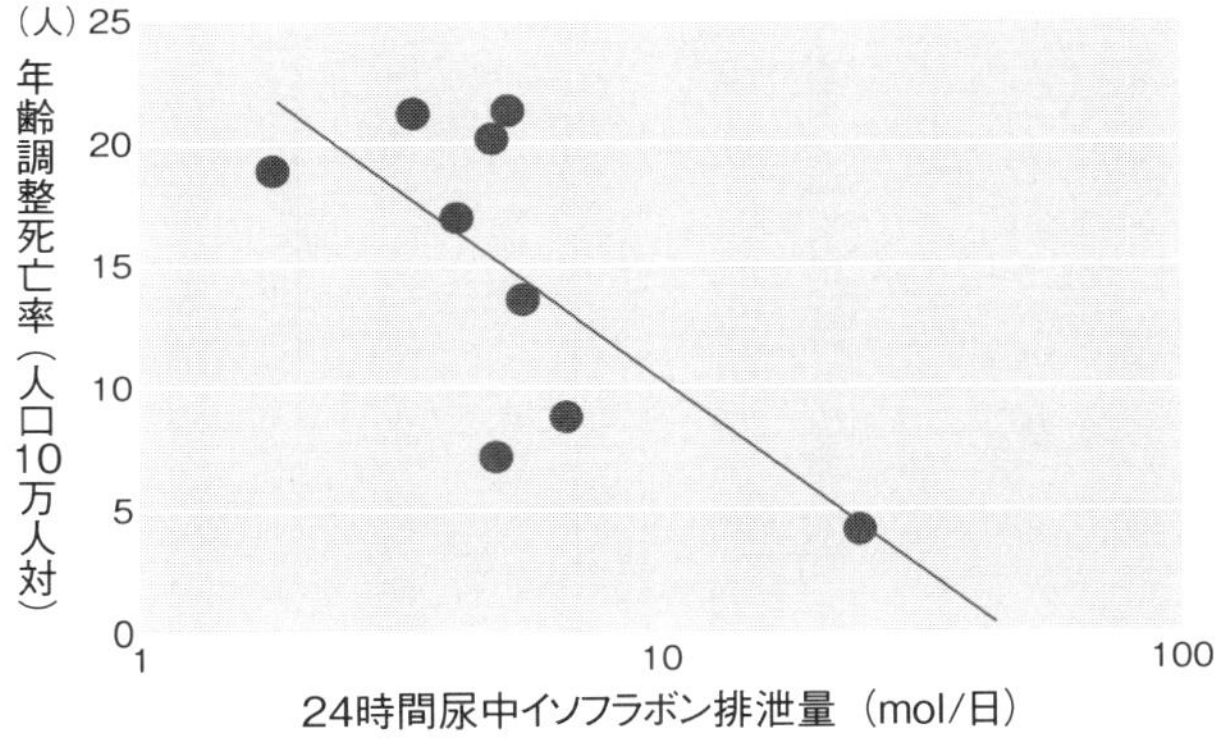

●乳がん

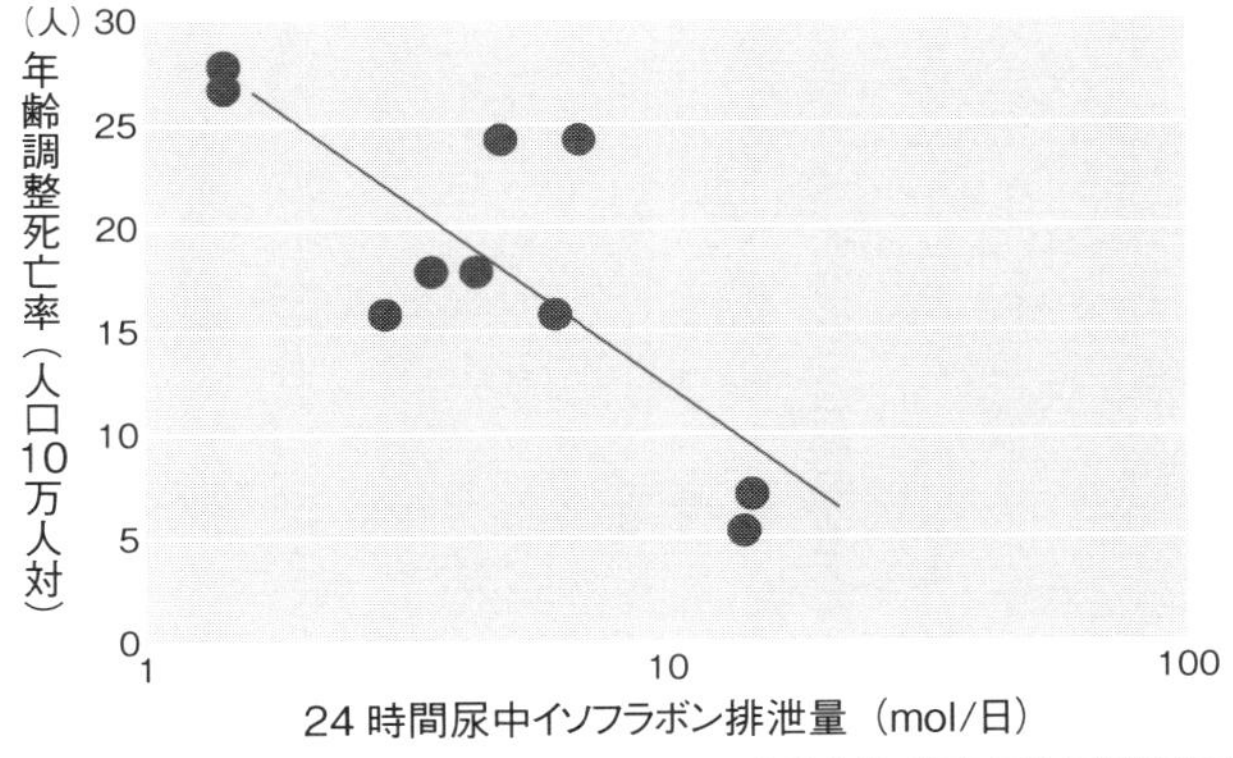

※京都大学・家森幸男名誉教授の研究による

大豆や大豆製品の摂取量を反映する尿中のイソフラボン排泄量を調べ、乳がんや前立腺がんの死亡率と比較した大規模調査の結果。イソフラボンの排泄量が多い（大豆・大豆製品の摂取量が多い）人ほど死亡率が低いために常食したい食品です。がんの食事療法では、安心してとれる軽食やおやつとしても活用できます。

【やり方】一日1回は未精白の穀物を主食にし、豆・イモ類もとる

毎食でなくてもよいので、少なくとも一日1回は、主食を未精白の穀物にしましょう。玄米、発芽玄米、胚芽米、分つき米、全粒粉のパンやパスタ、アワ・ヒエ・キビ・大麦などの雑穀入りごはんを、一日に少なくとも1回、主食としてとります。

玄米は「炊きにくい」「硬くて食べにくい」というイメージを持つ人も多いかもしれませんが、最近の炊飯器には「玄米モード」があり、簡単においしく炊けます。

玄米モードがなくても、浸水時間を長めにして、やや多めの水で2度炊き（炊き上がったあと、もう一度スイッチを入れる）すれば、軟らかく炊けます。慣れると、白米より味があっておいしいと感じる人が多いようです。

胚芽米や発芽玄米は、さらに手軽に炊けます。また、白米にまぜて簡単に炊ける雑穀パックも売られています。これらのうち、実行しやすい好みの方法で、未精白の穀類をとり入れてください。

豆・豆製品については、大豆、納豆、豆腐、枝豆、アズキ、ヒヨコ豆、レンズ豆などのうち、

末精白の主食のとり方

●一日１回は玄米かそれに準ずる主食をとる

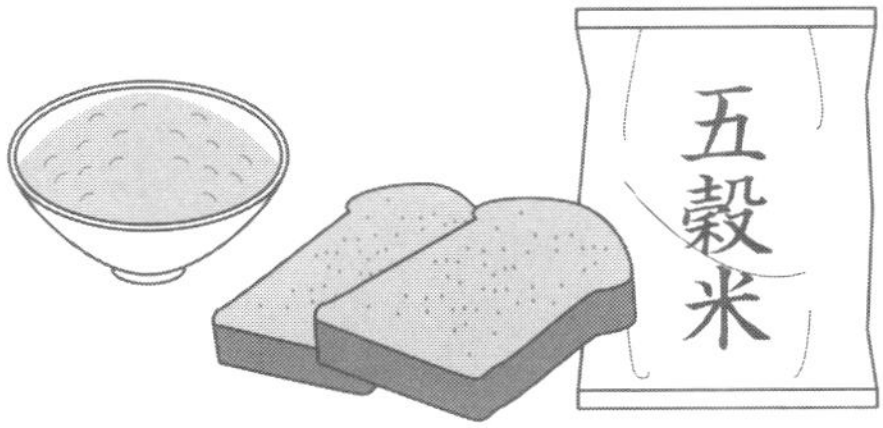

玄米、胚芽米、五穀米、全粒粉のパン、パスタなど

玄米をおいしく手軽に炊くコツ

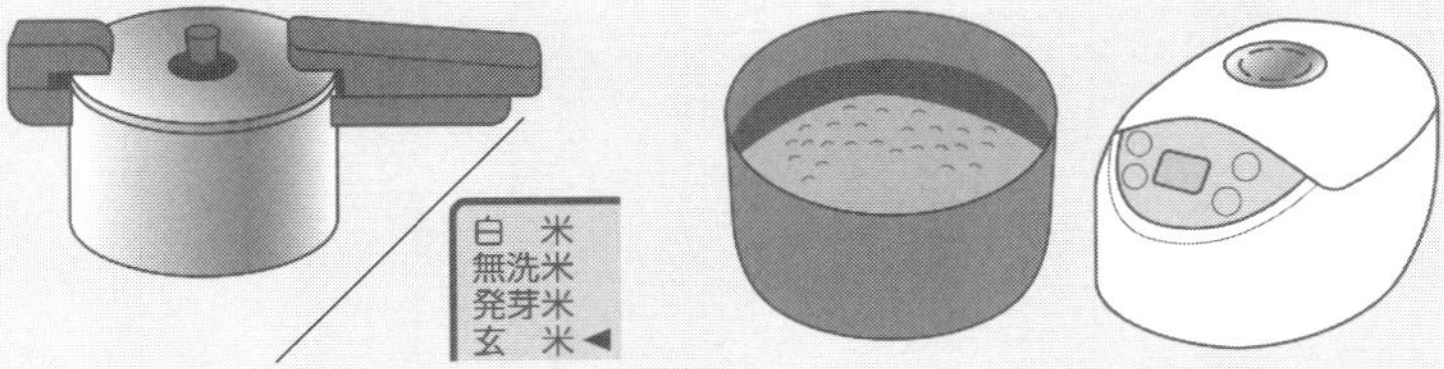

圧力釜か炊飯器に玄米モードがあればそれで炊く

白米同様に炊けるが、浸水時間を長めにすればよりおいしく炊ける

普通の炊飯器で炊く

一晩水に浸けてといだあと、多めの水（白米の2～3割増し、または炊飯器の半目盛上まで）で2度炊きする

●豆・イモ類を一日１回は食べる

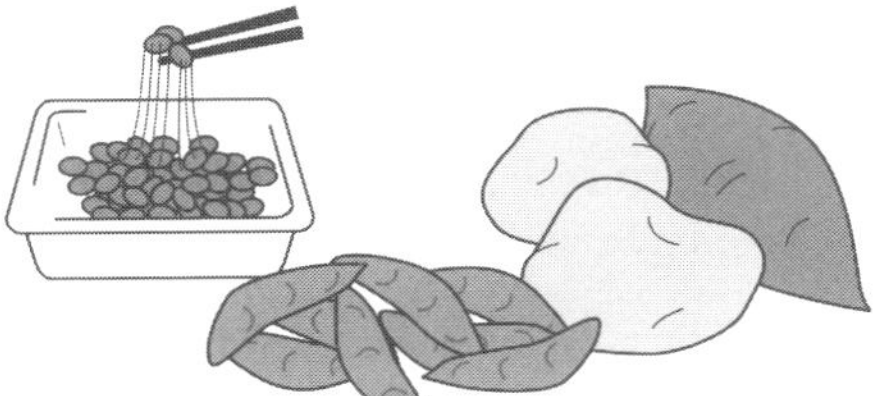

納豆、豆腐、枝豆、煮豆（薄味）、豆モヤシ、ジャガイモ、サツマイモ、サトイモ、ヤマイモなど

どれかを少なくとも一日1回とるようにします。同じものが続かないよう、さまざまなものを選べばなおよいでしょう。

イモ類も、ジャガイモ、サツマイモ、サトイモ、ヤマイモなどのうち、どれかを少なくとも一日1回食べましょう。

蒸《む》す、焼く、ゆでるといった簡単な調理で食べられるうえに、ボリュームがあるのもイモ類の利点です。副菜としてだけでなく、小腹が空いたときの間食などにも活用しましょう。

第5条

免疫アップに役立つ食材をとる（乳酸菌、海藻、キノコ、レモン、ハチミツ、ビール酵母）

六つの食品で免疫力の強化を図る

第5条では、免役力の増強を通じてがんの改善に役立つ六つの食品をあげます。乳酸菌、海藻、キノコ、レモン、ハチミツ、ビール酵母《こうぼ》の六つです。一つずつ、効果についての解説ととり方を紹介しましょう。

乳酸菌＝腸の善玉菌をふやして免疫増強

第3条でふれたように、腸内の悪玉菌がふえると、大腸がんをはじめとするがんのリスクが高まる一因となります。ですから、がんの食事療法では、腸内環境を整え、善玉菌をふやすこともポイントになります。

そのために効果を発揮するのが乳酸菌です。通常、加齢とともに腸内では悪玉菌の割合が多くなります。それを防ぐ意味でも、乳酸菌を積極的にとりましょう。

乳酸菌は、腸内の善玉菌をふやすと同時に、小腸壁にある「パイエル板《ばん》」という免疫器官を刺激し、リンパ球を増加させる働きを持っています。

【やり方】良質な牛乳のヨーグルトか豆乳ヨーグルトを

乳酸菌の代表的な供給源がヨーグルトです。できるだけ良質な牛乳（牧草を食べ、屋外でじゅうぶんに運動をしている非妊娠牛の牛乳）で作ったヨーグルトを選び、一日３００～５００グラムとってください。

良質なヨーグルトが入手できなければ、豆乳ヨーグルトをとるとよいでしょう。

近年、乳がん、卵巣《らんそう》がん、子宮《しきゅう》がんなどの患者さんは、乳製品をとらないほうがよいことがわかってきました。これらのがんの患者さんは乳製品をさけ、豆乳ヨーグルトをとりましょう。

海藻＝豊富なフコイダンが免疫力を高める

ワカメやコンブなどの海藻には、免疫力を高めるフコイダンという食物繊維が豊富です。近畿大学医学部では、がんを発症させたマウス（実験用の小型のネズミ）にフコイダンと抗がん剤を投与したところ、延命効果が得られたと報告しています。

海藻には、カリウム、カルシウム、鉄、ヨードなどのミネラル、フコイダン以外のアルギン酸などの食物繊維も多く、代謝の調整にも役立ちます。

【やり方】 少なくとも一日1種類の海藻をとる

ワカメ、コンブ、ヒジキ、ノリ、青ノリなどの海藻を、一日に少なくとも1種類は食べましょう。そのまま食べられるノリや青ノリ、水で戻して使える干しワカメや干しヒジキなどを常備しておくと便利です。

キノコ＝β‐グルカンが小腸で免疫を活性化

シイタケやエノキタケなどのキノコ類には、免疫を活性化するβ‐グルカンという食物繊維が豊富です。β‐グルカンは、乳酸菌と同じように腸のパイエル板を刺激して、リンパ球の増加を促します。

また、シイタケに含まれるエリタデニンという成分には、動脈硬化を引き起こすホモシステインという物質の生成を抑える働きもあります。

【やり方】少なくとも一日1種類のキノコをとる

シイタケ、エノキタケ、マイタケ、シメジ、キクラゲ、ナメコなどのキノコ類を、一日に少なくとも1種類は食べましょう。干しシイタケを常備しておくと、いつでも水で戻して使えるので便利です。

レモン＝エネルギー産生に必須のクエン酸が豊富

がんの抑制には、細胞のエネルギーであるＡＴＰが円滑につくられる必要があります。ＡＴＰ

は「クエン酸回路」という反応系が回ることで得られます。その反応系が回るために必須《ひっす》なのが、レモンに豊富なクエン酸です。

レモンは、強力な抗酸化物質であるエリオシトリンやビタミンCも多く含んでおり、その意味でもがんの抑制に力を発揮します。

【やり方】一日に2個のレモンをとる

済陽式がんの食事療法では、一日に2個のレモンをとります。第1条の野菜・果物ジュースに使う分とは別に2個とるようにしてください。

レモン汁をヨーグルトやいろいろな料理に調味料代わりにかける、水で薄めてハチミツをまぜて飲む、スライスをハチミツ漬けにしてとるなど、さまざまな方法でとりましょう。なお、レモンは無農薬のものがベストですが、そうでない場合は、一晩水に浸け、皮の農薬がまざらない方法でしぼってください。

ハチミツ＝免疫の強化に役立つ花粉を含む

ハチミツは、各種のビタミン、ミネラルや酵素とともに、免疫の強化に役立つ花粉を含んでいます。

済陽式がんの食事療法では、砂糖はとくに厳格には制限していませんが、急激に血糖値を上げて体に悪影響を及ぼすおそれがあるので、おすすめはしていません。ハチミツは、種類にもよりますが、血糖の上がり方がゆるやかという報告（アカシアハチミツの場合）や、円滑に代謝されて体に悪影響を及ぼしにくいという報告があります。

【やり方】良質なものを一日に大さじ2杯とる

良質なハチミツ（生産地が明確で信頼できるメーカーのもの）を、一日に大さじ2杯とります。ハチミツを砂糖代わりに飲みものに入れたり、料理に使ったりするのもよいでしょう。なお、白砂糖よりは、黒砂糖やキビ砂糖のほうが血糖値を上げにくいので、ハチミツ以外で甘味をつけたいときはそれらを少量使うようにしてください。

ビール酵母＝良質なたんぱく質やビタミンB群がとれる

ビール酵母菌は、植物性や動物性など、６００種類以上が報告されています。一般的な動物性たんぱく質のような弊害はなく、しかも良質なたんぱく質を含むのが特徴です。もともと酵母中

免疫アップに役立つ食材のとり方（一日にとる量）

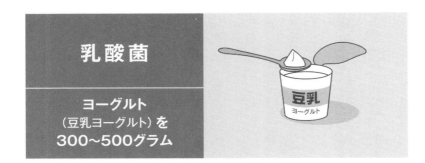

乳酸菌

ヨーグルト
（豆乳ヨーグルト）を
300〜500グラム

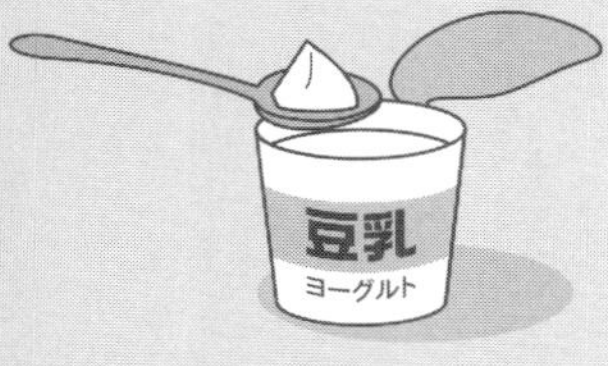

海藻

少なくとも1種類

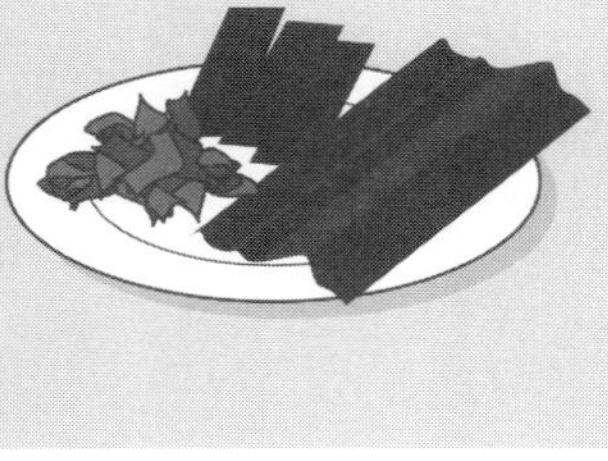

キノコ

少なくとも1種類

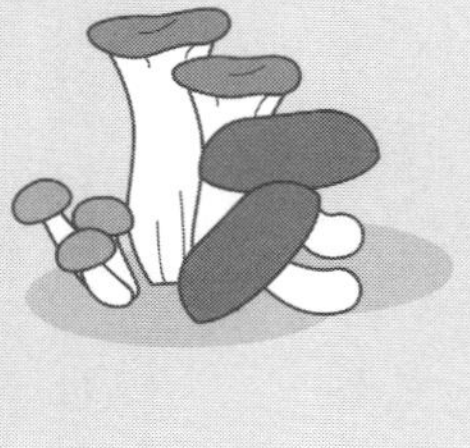

レモン

2個
（野菜・果物ジュースとは別に）

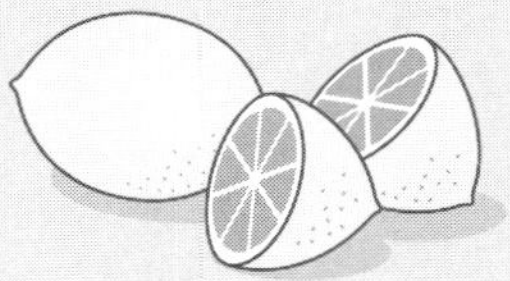

ハチミツ

大さじ2杯

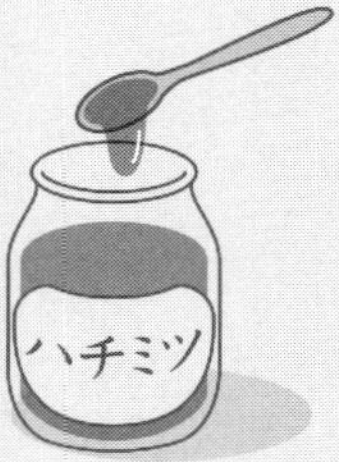

ビール酵母

朝晩10粒ずつ

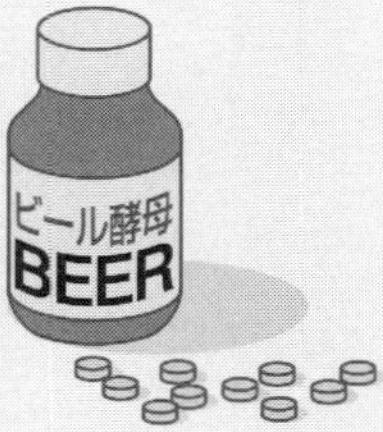

に含まれるビタミンB群、食物繊維、ミネラルなどの成分も含まれます。

済陽式がんの食事療法では、動物性たんぱく質を制限するので、それを補う目的でビール酵母食品をとるようにすすめています。がんや難病の食事療法として実績のある甲田療法でも、ビール酵母をすすめています。

【やり方】朝と晩に10粒ずつとる

ビール酵母食品（エビオス錠＝医薬部外品）を朝晩10粒ずつ飲みます。たっぷりの水やお湯とともに飲みましょう。

第6条

オリーブ油、ゴマ油、ナタネ油の活用

安定していて酸化しにくい植物油

第3条で動物性脂肪を控える話をしましたが、植物性脂肪も全体的にはとりすぎないようにします。脂肪のとりすぎは肥満を招き、大腸がんや乳がんなどのリスクを高めます。揚げ物などの油料理は続けて食べないようにしましょう。

そのうえで、調理には、オリーブ油、ゴマ油、ナタネ油を活用するとよいでしょう。これらは、比較的安定した脂肪酸であるオレイン酸が多く、酸化しにくい植物油です。

植物油中の主な脂肪酸は、大別すると以下の種類があります。

❶リノール酸などのｎ－６系多価不飽和脂肪酸（大豆油、コーン油、綿実油《めんじつゆ》などに多い）

❷リノレン酸などのｎ－３系多価不飽和脂肪酸（シソ油、エゴマ油、亜麻仁油《あまにゆ》などに多い）

❸オレイン酸などのｎ－９系一価不飽和脂肪酸（オリーブ油、ゴマ油、ナタネ油に多い）

この3種類をバランスよくとるのが望ましいのですが、現代の食生活では①が過剰になりやすく、その偏りが、がんなどの生活習慣病のリスクを高める一因になるといわれています。

ですから、脂肪酸のバランスをとるためにも、オレイン酸の豊富な③の植物油が役立ちます。加熱せずに生でとるなら、②の植物油を使うのもよいでしょう。

なお、植物油を固形化させたマーガリンやショートニング（ラードの代用品）は、有害なトラ

脂肪酸の種類と特徴

飽和脂肪酸

できれば摂取しないほうがよい

- 酸化しやすく、動脈硬化を促進させ、発がんの危険性を高める
- できるだけとらないほうがよい

ステリアン酸・パルミチン酸 ミリスチン酸、ラウリン酸など

- 牛肉や豚肉の脂身に含まれている
- バター、牛乳、パーム油、ヤシ油、などにも含まれている

不飽和脂肪酸

多価不飽和脂肪酸

適度に摂取するとよい

n-6系脂肪酸

- 適度にとるとコレステロールを低下させる
- とりすぎると弊害が現れる

リノール酸

- サフラワー油（ベニバナ油）、大豆油、ゴマ油など

γリノレン酸

- 食品にはあまり含まれない。母乳、月見草油など

アラキドン酸

- 体内で合成される。肉や魚、卵にも含まれる。とりすぎると動脈硬化を促進させる

新鮮なものを摂取する

n-3系脂肪酸

- 動脈硬化予防、がん抑制、認知症予防など
- 酸化しやすいので、新鮮なものをとる

αリノレン酸

- シソ油、エゴマ油、亜麻仁油など。酸化しやすいので、加熱処理はさける。冷暗所に保存する

EPA・DHA

- 脂肪の多い青魚に含まれる。新鮮なものを、適度にとるとよい

一価不飽和脂肪酸

適度に摂取するとよい

n-9系脂肪酸

- LDLコレステロールをへらし、HDLコレステロールをふやす
- LDLコレステロールを酸化させにくくする
- 酸化しにくいので、調理油に適する

オレイン酸

- オリーブ油、アーモンド油、ナタネ油、ヒマワリ油などに多く含まれる

ンス脂肪酸を含むのでさけましょう。

【やり方】オレイン酸の多い植物油を少量使う

加熱調理には、オリーブ油、ゴマ油、ナタネ油を少量使いましょう。生食するドレッシングなどには、シソ油、エゴマ油、亜麻仁油を使ってもかまいません。これらは、加熱すると非常に酸化しやすいので、必ず生でとってください。

どんな種類でも、古くなった油は使わないようにします。酸化した油には、細胞を傷つけ、がんのリスクを高める過酸化脂質という有害物が含まれます。油はできるだけ少量ずつ購入し、冷暗所に保管して早めに使いましょう。

６箇条以外に気をつけたいこと（水・喫煙・飲酒）

６箇条のほか、以下のことにも注意しましょう。

●自然水を飲む

日ごろ使う水、とくに飲み水は、水道水ではなく自然水にしましょう。水道水は、ほとんどが河川の水を浄化したもので、上流で利用された田畑の農薬を含んだものが多く、また雑菌などの繁殖《はんしょく》を防ぐ目的で塩素が添加されています。安全のための処置とはいえ、塩素は体内で活性酸素をふやすので、がんの患者さんの体には入れたくないものです。

できるだけペットボトル入りなどの自然水（大半は地下120メートルから吸い上げたもの）を利用しましょう。むずかしい場合は次善の策として、塩素除去機能のある浄水器をつけ、濾過《ろか》した水を飲むとよいでしょう。

●禁煙

当然のことながら、がんの食事療法を行うさいは禁煙が大前提です。タバコは発がん物質のかたまりですから、喫煙しながらでは食事療法も効果が出にくくなります。

●一定期間の禁酒

病状にもよりますが、少なくとも半年から1年は禁酒します。アルコールは発がん物質の吸収

喫煙者の非喫煙者に対する相対危険

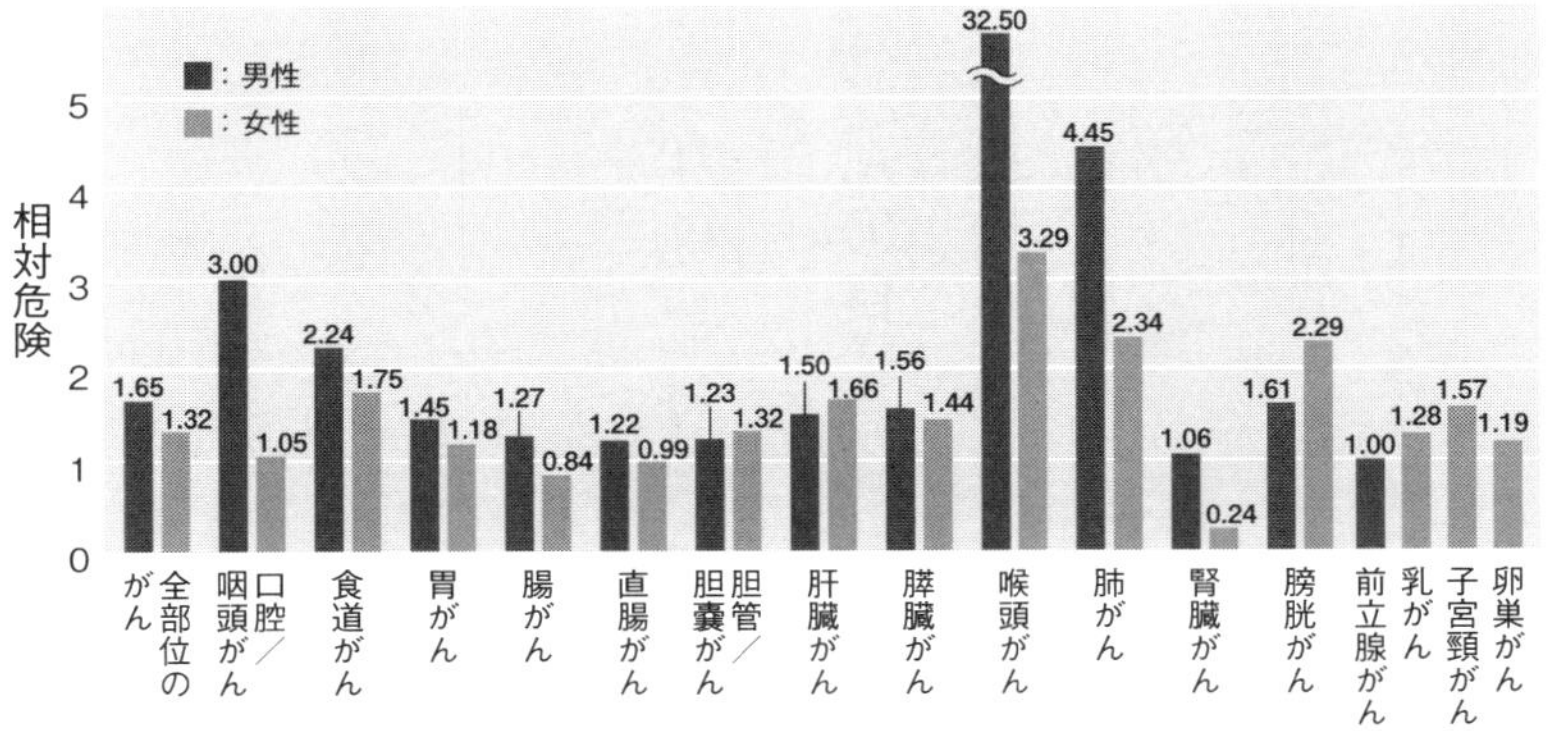

資料　Life-style and mortality, Hirayama、1990年

タバコを吸わない人のリスクを1としたときの、喫煙者のがんのリスク。ほとんどのがんでリスクが高まる。とくに喉頭がん、口腔／咽頭がん、肺がん、食道がんなどで高い

飲酒、喫煙別に見た食道がんの相対危険度

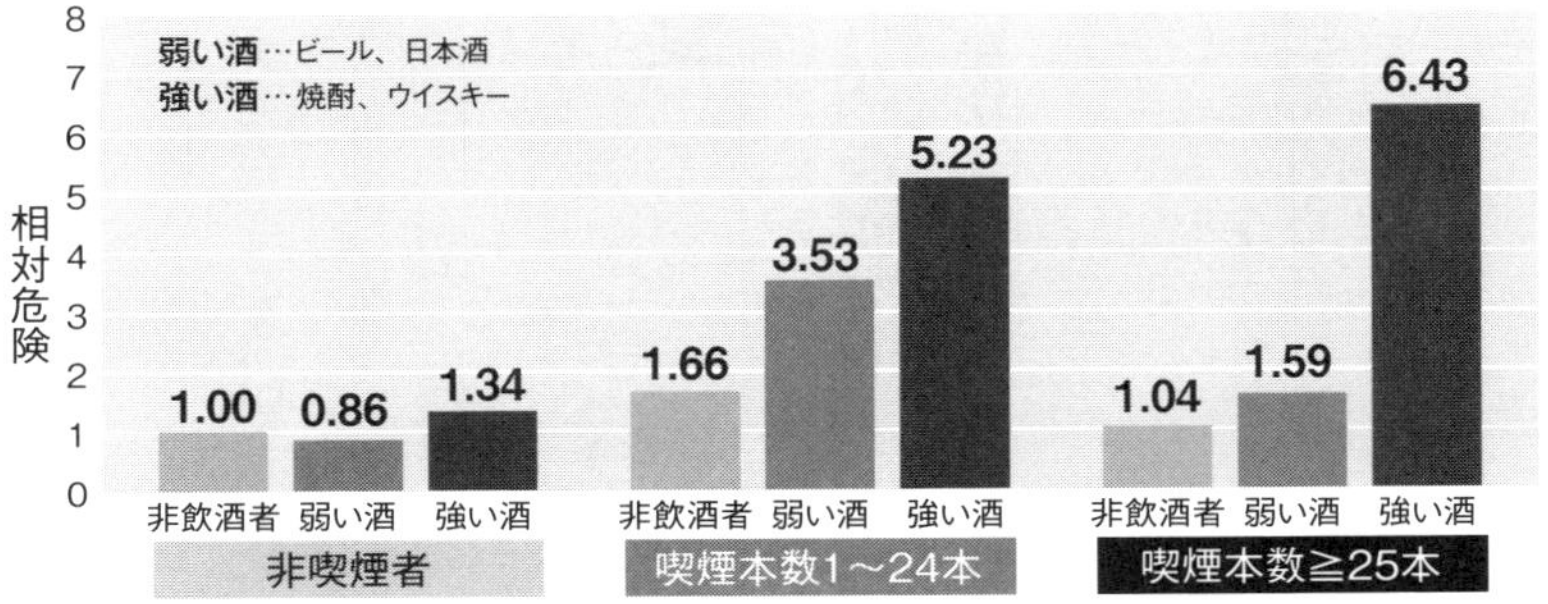

資料　Life-style and mortality, Hirayama、1990年

喫煙と飲酒を同時に行うと、発がん物質の吸収がアレルギーによって高まるのでさらに危険。とくに食道がんの場合、両者が合わさることで危険度が6倍以上になる

を高めるうえ、肝臓に負担をかけて代謝を落とす一因になります。検査結果で体内にがんがあることがわかっている間は禁酒を継続しましょう。

経過が順調であれば、数ヵ月後に状況を見ながら、徐々に少量の飲酒を再開することができ、晩酌《ばんしゃく》程度は楽しめるようになります。

ふだんからとり入れたいがんの予防食

済陽式がんの食事療法のエッセンスを生かしてがんを予防

本章で述べてきたとおり、済陽式がんの食事療法では、「免疫力を高めること」「代謝を整えること」「がんの一因となる活性酸素を除去すること」などを目的として食品の摂取や制限をしています。

このエッセンスを活用すれば、がんの予防食としても効果的な食事ができます。予防に役立てる場合は、それほど厳格な摂取や制限は必要なく、目安としては以下のように行うとよいでしょう。

❶一日４００〜６００ミリリットル程度の野菜・果物ジュースを飲む

がんの食事療法のように大量でなくてかまいませんが、新鮮な野菜・果物ジュースを習慣的に飲むようにすると、がんの予防に役立ちます（素材や作り方は第1条を参照）。併せて、食事でも一日３５０グラム程度の野菜をとり、適量の果物もとりましょう。

❷塩分は控えめに

無塩に近づける必要はありませんが、目安として一日5グラムくらいまで塩分を控えましょう。現在、日本人がとっている一日の塩分摂取量の平均は、男性が10・8グラム、女性が9・1グラムです（令和元年の国民健康・栄養調査より）。平均的な食生活をしている人なら、そのおよそ半分が目安になります。

厚生労働省が定めている「日本人の食事摂取基準」によると、一日の塩分摂取の目標量は、成人男性では7・5〜8グラム、成人女性では6・5〜7グラムとされています。

それに比べると一日5グラムは厳しく感じるかもしれませんが、5グラムはＷＨＯ（世界保健機関）が推奨している世界基準でもあります。ぜひこれを達成して、がんの予防に役立てましょう（具体的な減塩法は第2条を参照）。

❸肉食は控えめに

牛肉・豚肉などの四足歩行動物の肉類の摂取は、週2～3回程度にとどめましょう。これを実践する簡単な方法は、2日続けては食べないことです。牛肉・豚肉料理を食べたら、翌日のメインディッシュは魚や鶏肉にしましょう。そのほかのたんぱく質源は、一般的な量をとってかまいませんが、脂肪を多く含むものは控えめにしましょう。

❹未精白の主食、豆、イモ類の摂取

毎日でなくてもかまいませんが、未精白の穀類や豆・イモ類を週に2～3回程度はとり入れるとよいでしょう。

❺免疫アップに役立つ食材をとり入れる

乳酸菌（ヨーグルト）、ワカメやコンブなどの海藻、シイタケやエノキタケなどのキノコ、レモン、ハチミツなどを、積極的にとり入れましょう。

がん予防のための済陽式がんの食事療法

1

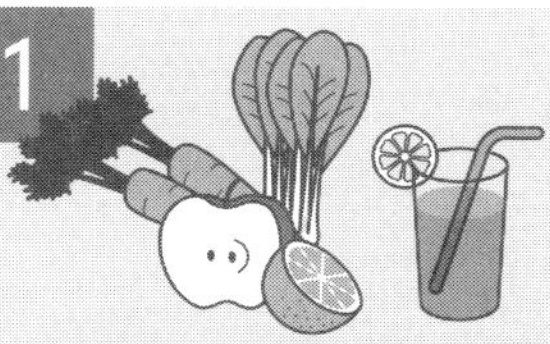

一日400～600ミリリットル程度の野菜・果物ジュースを飲む

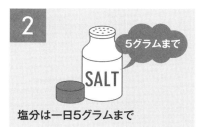

2

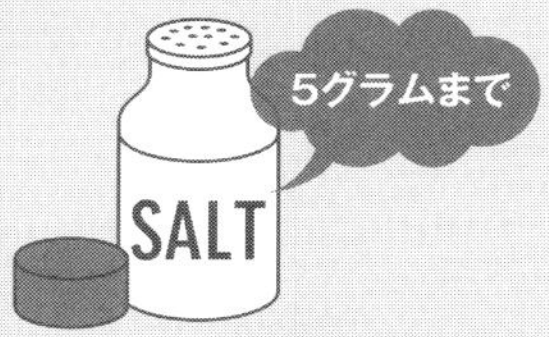

塩分は一日5グラムまで

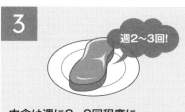

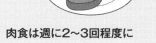

3

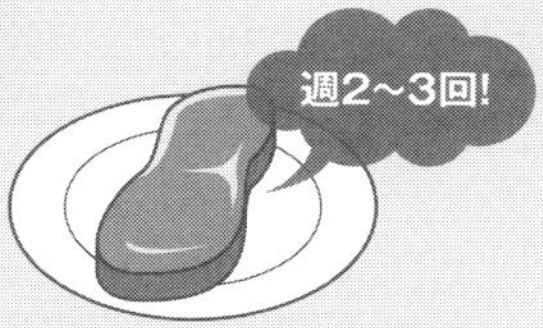

肉食は週に2～3回程度に

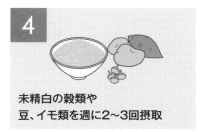

4

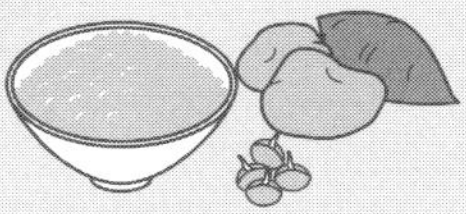

未精白の穀類や豆、イモ類を週に2～3回摂取

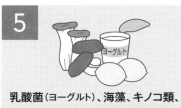

5

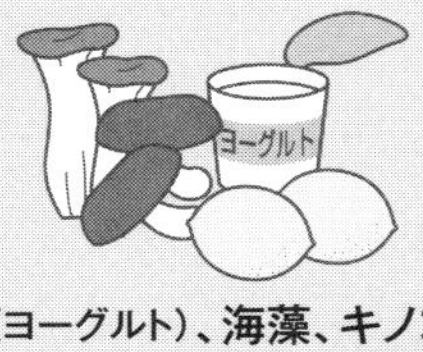

乳酸菌（ヨーグルト）、海藻、キノコ類、レモン、ハチミツなどを積極的に摂取

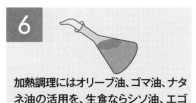

6

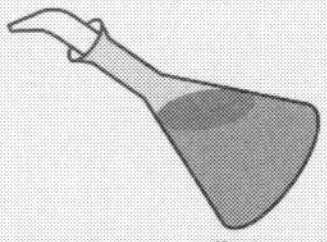

加熱調理にはオリーブ油、ゴマ油、ナタネ油の活用を、生食ならシソ油、エゴマ油、亜麻仁油を活用

7

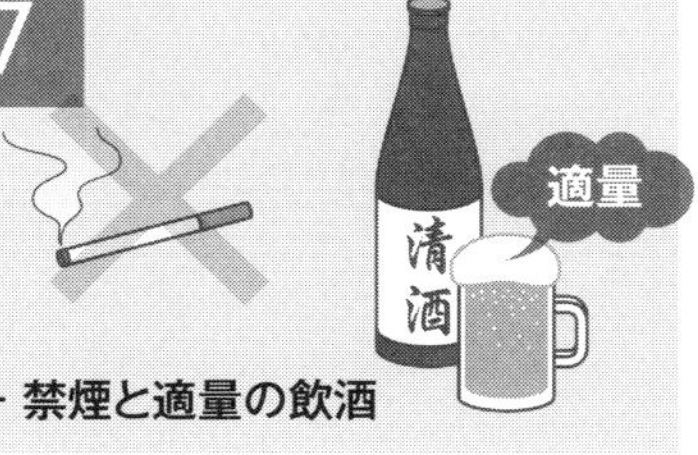

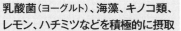

＋ 禁煙と適量の飲酒

❻植物油についての心がけ

加熱調理にはオリーブ油、ゴマ油、ナタネ油を、ドレッシングなどで生食するならシソ油、エゴマ油、亜麻仁油を活用しましょう。

＋禁煙・適量の飲酒

がんの予防にも禁煙は必須です。

飲酒は、過度になると肝臓に負担をかけて代謝を落とすことにつながります。一日量の目安としては、純アルコール量で20グラムにとどめるのがよいとされており、それは日本酒なら1合、ビールならロング缶1本、焼酎なら100ミリリットル、ウイスキーならダブル1杯（60ミリリットル）、ワインなら200ミリリットルにあたります。

郵便はがき

料金受取人払郵便

日本橋局
承認
6909

差出有効期限
2023年
9月7日まで

(切手をはらずに
ご投函ください)

103-8790

905

東京都中央区日本橋茅場町3-4-2
KDX茅場町ビル4F

マキノ出版
書籍編集部
愛読者カード係行

(〒　　　－　　　)

ご住所　　　　　　　　　　　　　　tel.

ふりがな

お名前

Eメールアドレス　　　　　@

年齢　　　　歳　　□男　□女　　□既婚　□未婚

ご職業　1. 会社員　2. 公務員　3. 会社役員　4. 自営業
5. パート・アルバイト　6. 主婦　7. 無職　8. 学生
9. その他(　　　　　　　　　　)

ご購入
図書名

ご購読ありがとうございます。今後の出版企画の参考にさせていただきますので、
お手数ですが下記の質問にお答えください。

1.この本を何でお知りになりましたか？

a. 新聞で（朝日・読売・毎日・産経・日経・その他［　　　　　　　　］）
b. 雑誌で（『ゆほびか』・『ゆほびかGOLD』・『壮快』・『安心』）
c. 書店で実物を見て　　　　d. 人に勧められて
e. 著者の SNS で見て（YouTube・Twitter・Facebook・Instagram）
f. その他［　　　　　　　　　　　　　　　　　　　　　　　　　］

2.お買い求めの動機は何ですか？

a. タイトルにひかれて　　　b. 著者にひかれて
c. テーマに興味があって　　d. その他［　　　　　　　　　　　］

3.お読みになりたい著者、テーマなどをお聞かせください

4.購読している新聞・雑誌、好きなwebサイトなどをお書きください

5.本書についてご意見、ご感想をお聞かせください

アンケートにご協力いただき、ありがとうございました。
※あなたのご意見・ご感想を広告など、書籍のPRで
a. 掲載してもよい　　　b. 掲載しては困る　　　c. 匿名ならよい

済陽式
がんの食事療法
最新レシピ

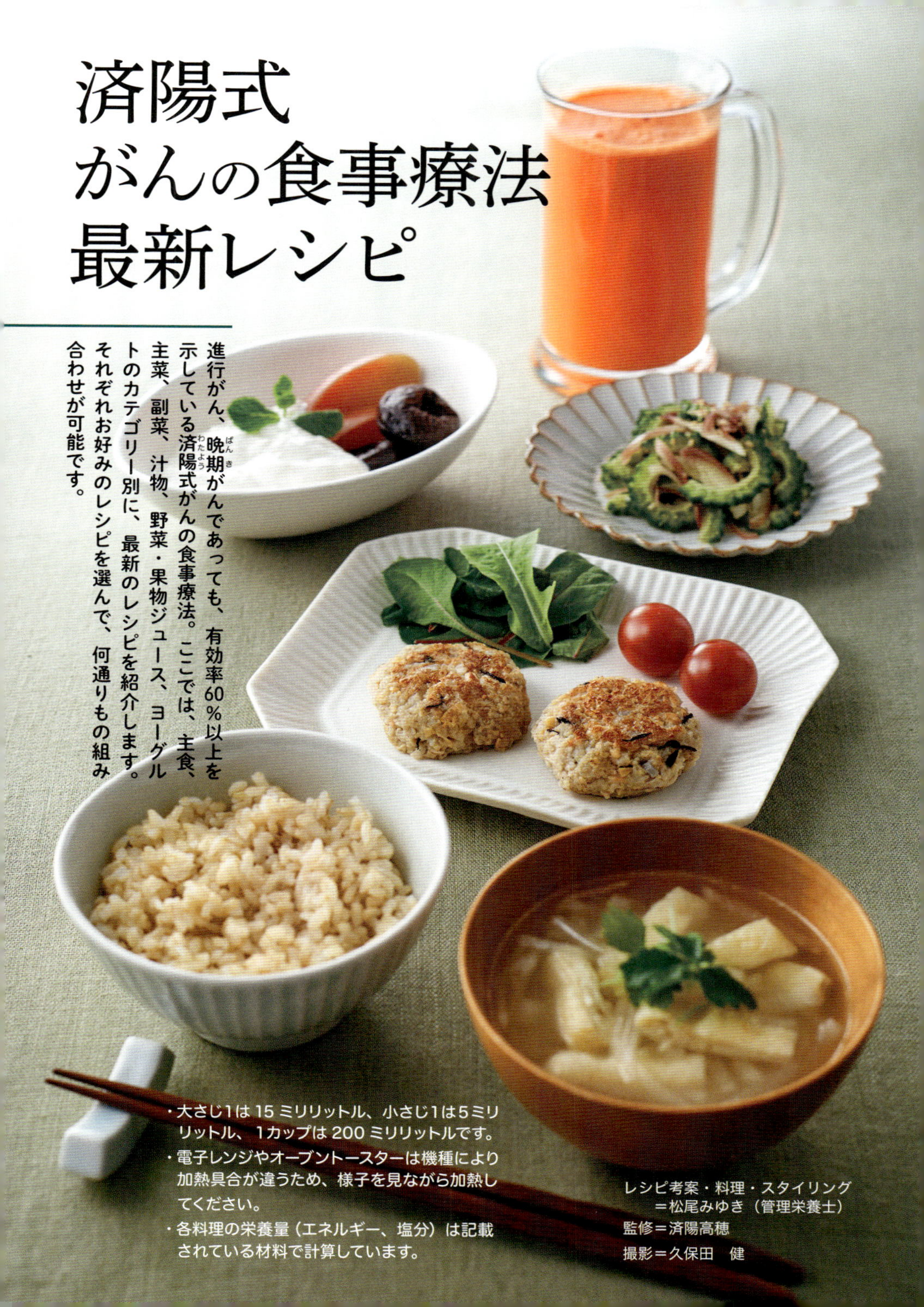

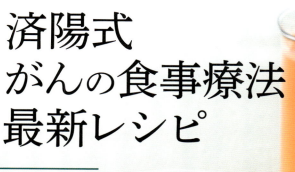

進行がん、晩期《ばんき》がんであっても、有効率60%以上を示している済陽《わたよう》式がんの食事療法。ここでは、主食、主菜、副菜、汁物、野菜・果物ジュース、ヨーグルトのカテゴリー別に、最新のレシピを紹介します。それぞれお好みのレシピを選んで、何通りもの組み合わせが可能です。

- 大さじ1は15ミリリットル、小さじ1は5ミリリットル、1カップは200ミリリットルです。
- 電子レンジやオーブントースターは機種により加熱具合が違うため、様子を見ながら加熱してください。
- 各料理の栄養量（エネルギー、塩分）は記載されている材料で計算しています。

レシピ考案・料理・スタイリング
＝松尾みゆき（管理栄養士）
監修＝済陽高穂
撮影＝久保田　健

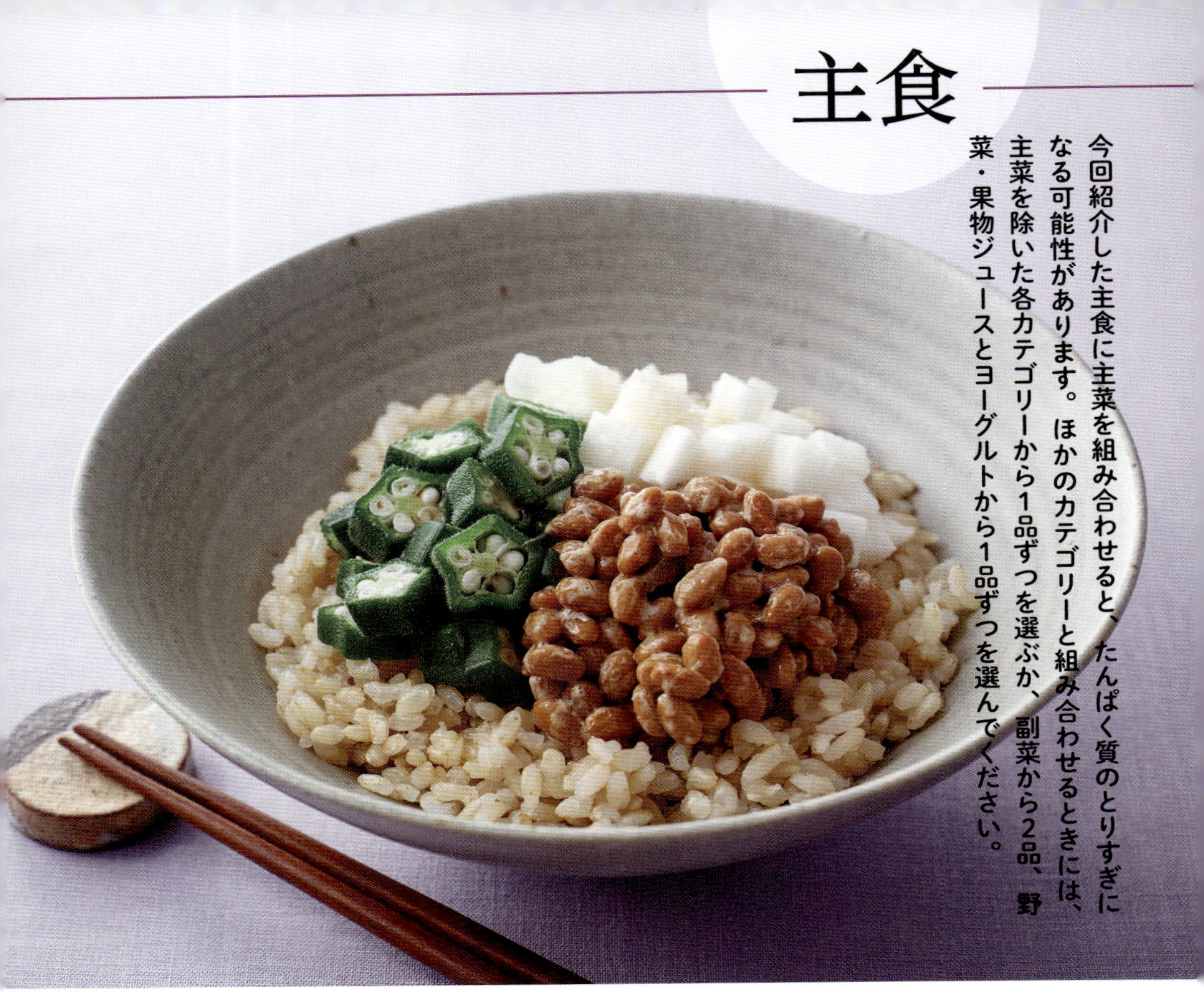

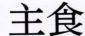

主食

今回紹介した主食に主菜を組み合わせると、たんぱく質のとりすぎになる可能性があります。ほかのカテゴリーと組み合わせるときには、主菜を除いた各カテゴリーから1品ずつを選ぶか、副菜から2品、野菜・果物ジュースとヨーグルトから1品ずつを選んでください。

ネバネバ丼

材料（2人分）

オクラ…8本
ナガイモ…80グラム
玄米《げんまい》ごはん…300グラム
納豆…80グラム
A｜酢…小さじ1
　｜減塩しょうゆ…小さじ1

作り方

❶オクラは塩少々（分量外）でもみ、熱湯でゆでる。粗熱《あらねつ》を取って、がくをむき、輪切りにする。
❷ナガイモは皮をむき、1センチ角に切る。
❸器に玄米ごはんを盛り、上に①、②、納豆をのせて、まぜたAを回しかける。

1人分のエネルギー 344キロカロリー
1人分の塩分 0.3グラム

ニラ玉チャーハン

1人分のエネルギー 381キロカロリー
0.6グラム 1人分の塩分

材料（2人分）

長ネギ…1/2本
ショウガ…1片
ニラ…50グラム
卵…2個
玄米《げんまい》ごはん…300グラム
ゴマ油…大さじ1
減塩塩…小さじ1/4
コショウ…少々
白煎《い》りゴマ…小さじ1

作り方

❶長ネギは小口切り、ショウガはみじん切り、ニラは1センチ幅に切る。
❷ボウルに卵を割りほぐし、玄米ごはんを加えて軽くからめる。
❸フライパンにゴマ油、①の長ネギとショウガを入れて弱火にかけ、香りが出たら中火にし、②を加えてほぐしながら炒める。
❹ごはんがパラパラになったら、①のニラを加えて、減塩塩とコショウを振り、炒め合わせる。
❺器に盛り、ゴマを振る。

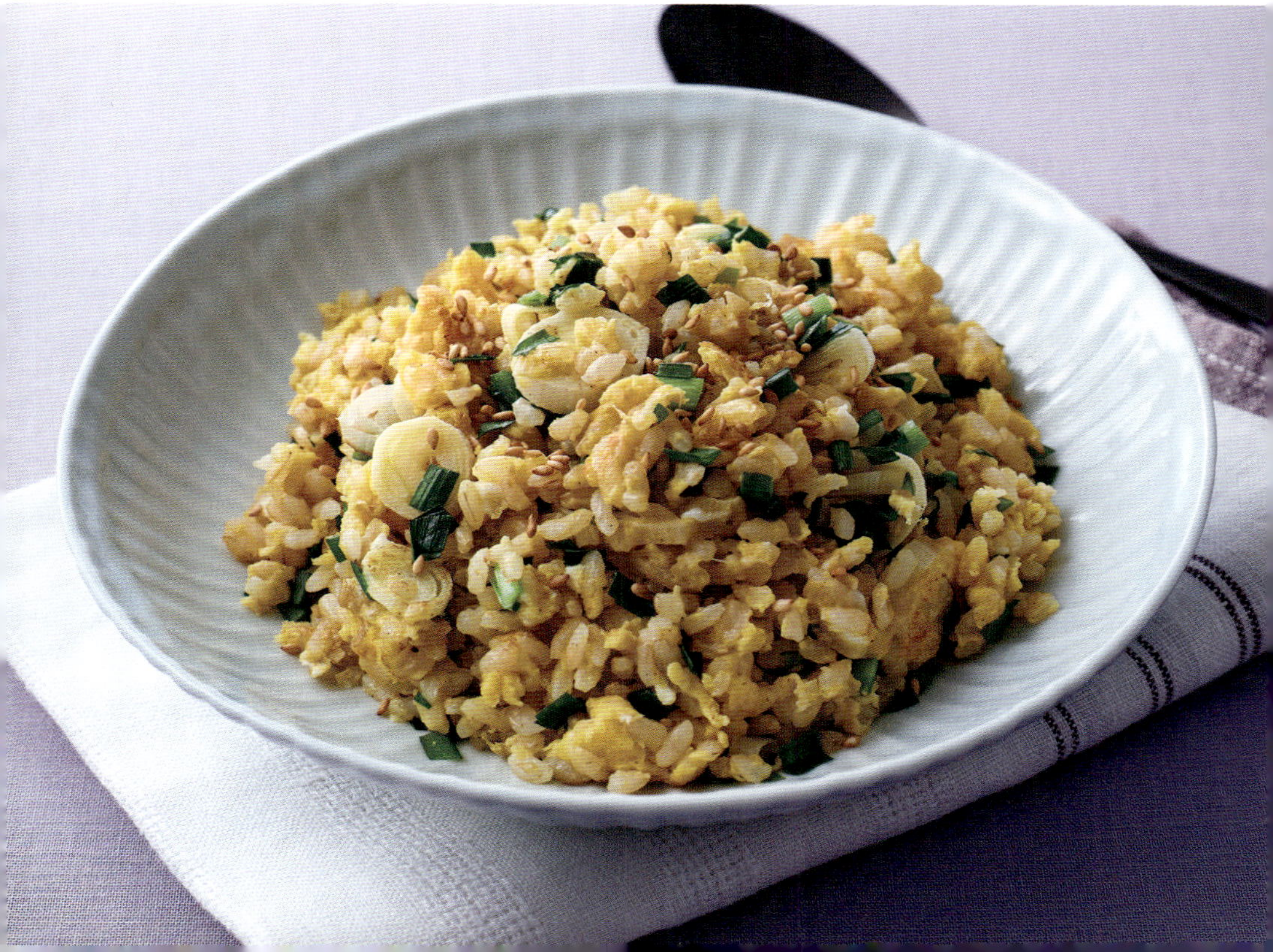

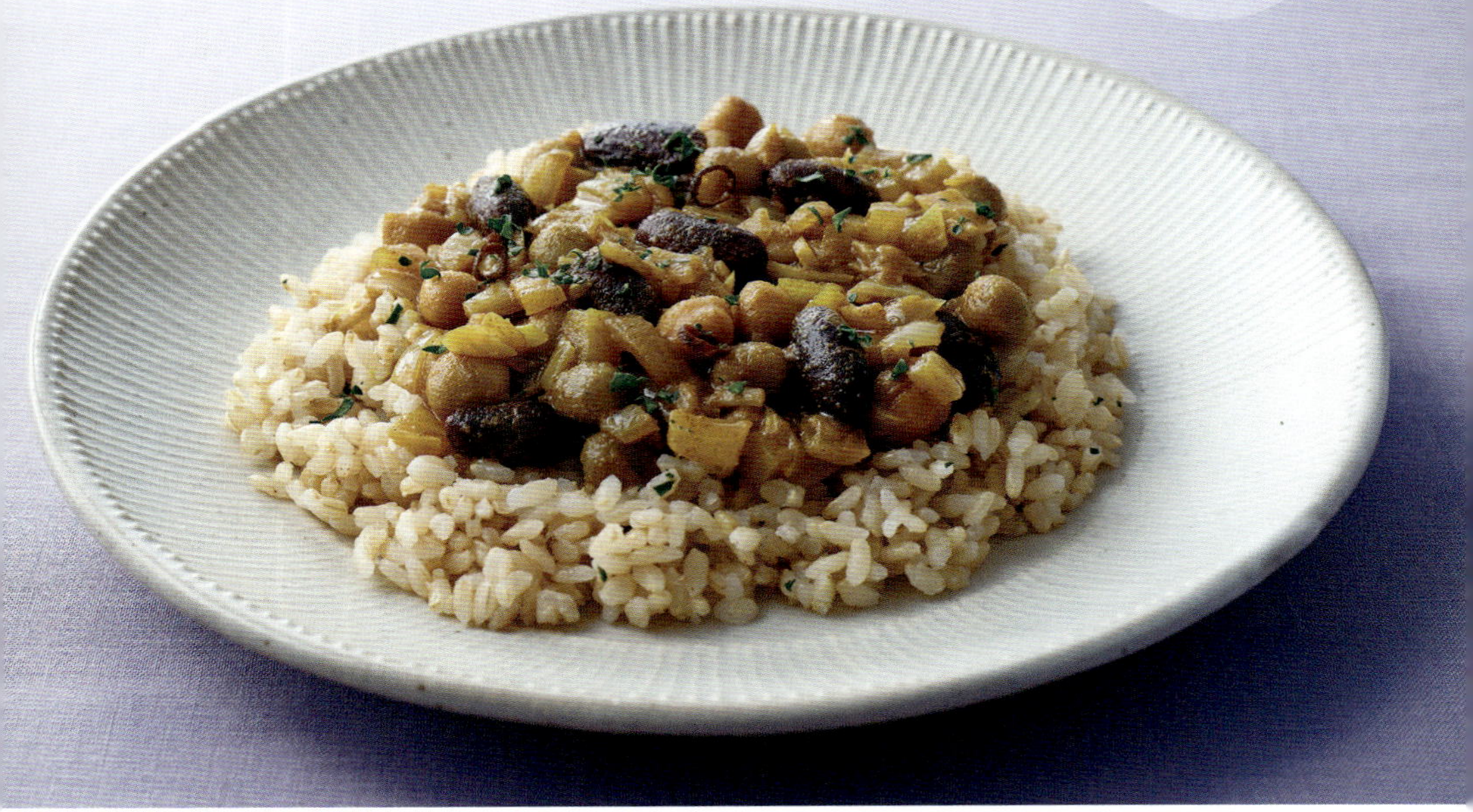

ミックス豆のドライカレー

材料（２人分）

セロリ…1/3 本
タマネギ…1/4 個
ニンニク…１片
オリーブ油…小さじ２
赤トウガラシ（輪切り）…1/2 本分
Ａ｜水…1/2 カップ
　｜カレー粉…小さじ２
　｜減塩しょうゆ…小さじ１
　｜コショウ…少々
ミックス豆（ドライパック・食塩無添加）…70 グラム
玄米《げんまい》ごはん…300 グラム
パセリ…少々

作り方

❶セロリ、タマネギ、ニンニクはみじん切りにする。
❷フライパンにオリーブ油、①のニンニク、赤トウガラシを入れて弱火にかけ、香りが出たら中火にし、①のセロリとタマネギを加えて、さらに炒める。
❸ややしんなりしたら、Ａとミックス豆を加え、水分がなくなるまで煮る。
❹器に玄米ごはんを盛り、③をのせる。お好みでみじん切りにしたパセリを散らす。

１人分のエネルギー 332 キロカロリー
0.3 グラム １人分の塩分

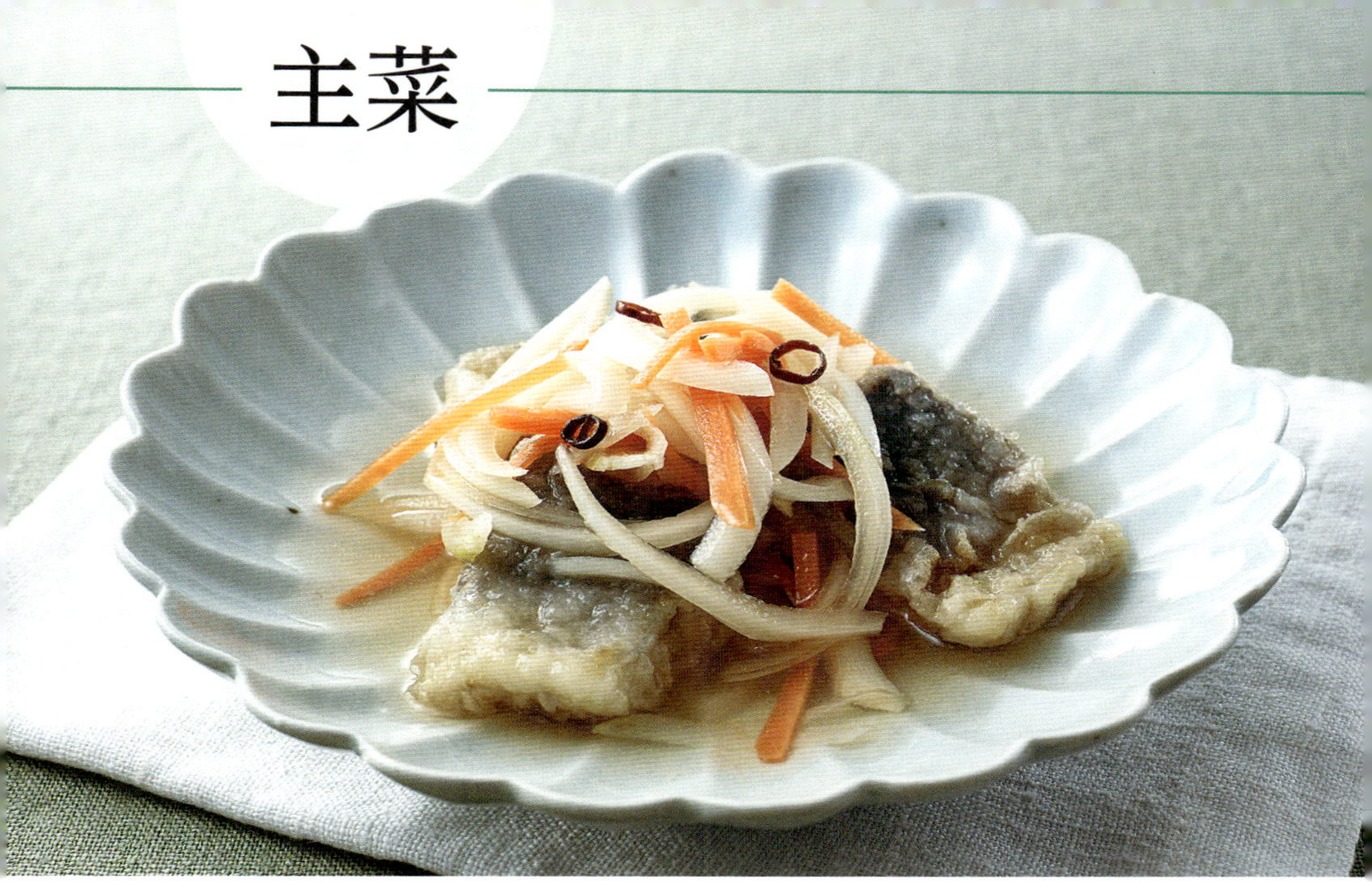

アジの南蛮漬け

材料（2人分）

アジ…大1尾
減塩塩…小さじ 1/10
タマネギ…1/4 個
ニンジン…1/4 本
A　水…3/4 カップ
　酢…3/4 カップ
　ハチミツ…小さじ 2
　赤トウガラシ
　（輪切り）…1 本分
カタクリ粉…大さじ 1
サラダ油…大さじ1

作り方

❶アジは 3枚におろしてひとくち大に切り、減塩塩を振って 10分ほど置き、キッチンペーパーで水けをふく。
❷タマネギは薄切り、ニンジンは千切りにする。
❸耐熱保存容器にAを入れてまぜ、調理用ラップをかけて 600ワットの電子レンジで 2分ほど加熱する。
❹①にカタクリ粉をまぶし、フライパンにサラダ油を熱して、両面とも焼き色がつくまで焼く。
❺③の容器に④、②のタマネギとニンジンを加え、粗熱《あらねつ》が取れたら 3時間ほど冷蔵庫で漬ける。

1人分のエネルギー
189 キロカロリー
0.3 グラム
1人分の塩分

ささみとエリンギのレモンペッパーソテー

材料（2人分）

鶏ささみ肉…100グラム
エリンギ…100グラム
ニンニク…1片
レモン…1/2個
オリーブ油…小さじ2
減塩塩…小さじ1/6
粗挽《あらび》きコショウ…少々

1人分のエネルギー 110キロカロリー
0.3グラム 1人分の塩分

作り方

❶鶏肉はすじを取り、薄いそぎ切りにする。
❷エリンギはひとくち大の薄切り、ニンニクは薄切りにする。レモンは半分に切り、半分は果汁をしぼり、残りは薄い半月切りにする。
❸フライパンにオリーブ油と②のニンニクを入れて弱火にかけ、香りが出たら中火にし、①の鶏肉を加える。両面とも焼き色がついたら、②のエリンギを加えて炒め合わせる。
❹②のレモンの果肉と果汁を加えて炒め合わせ、減塩塩とコショウを全体に振る。

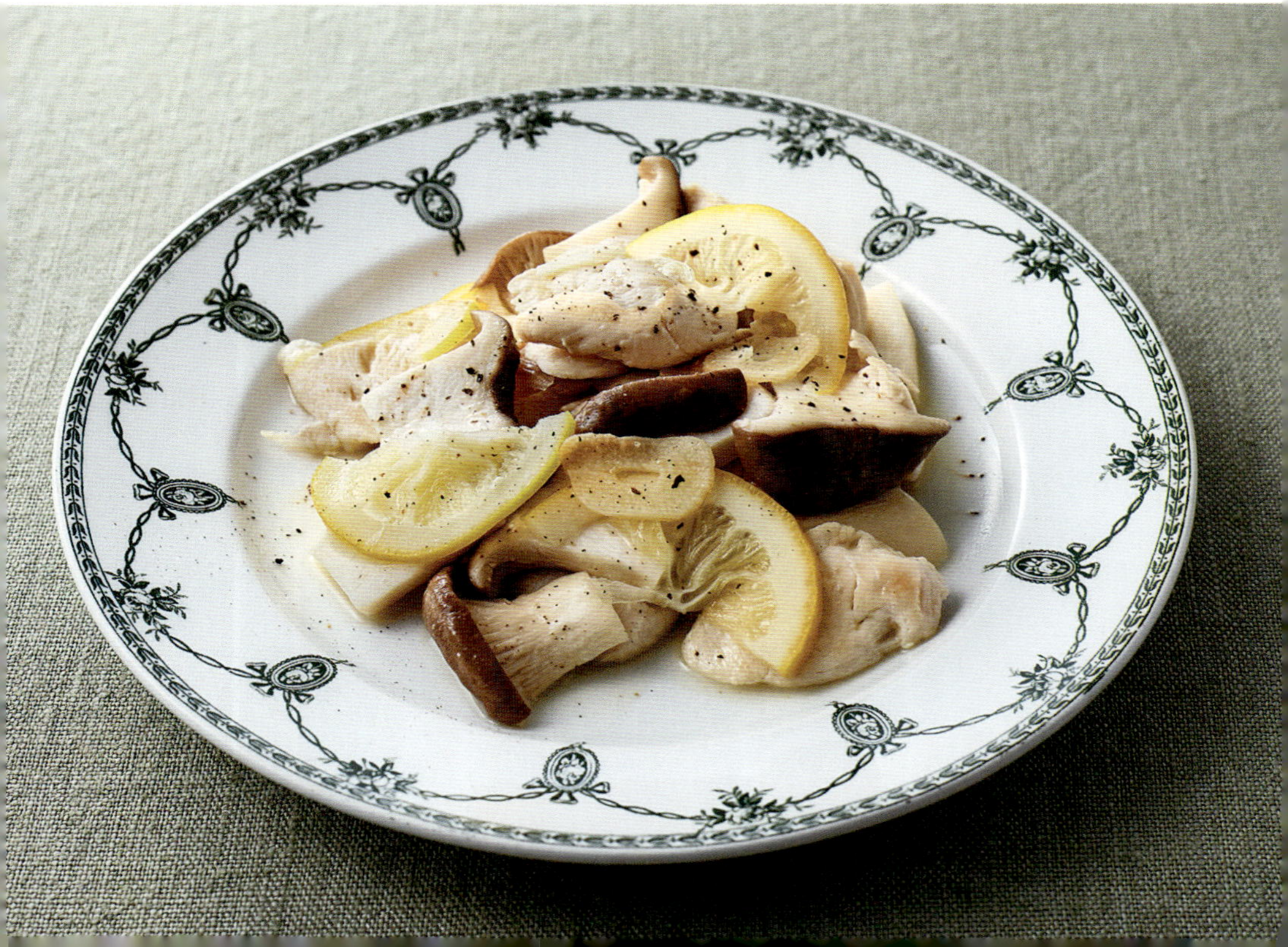

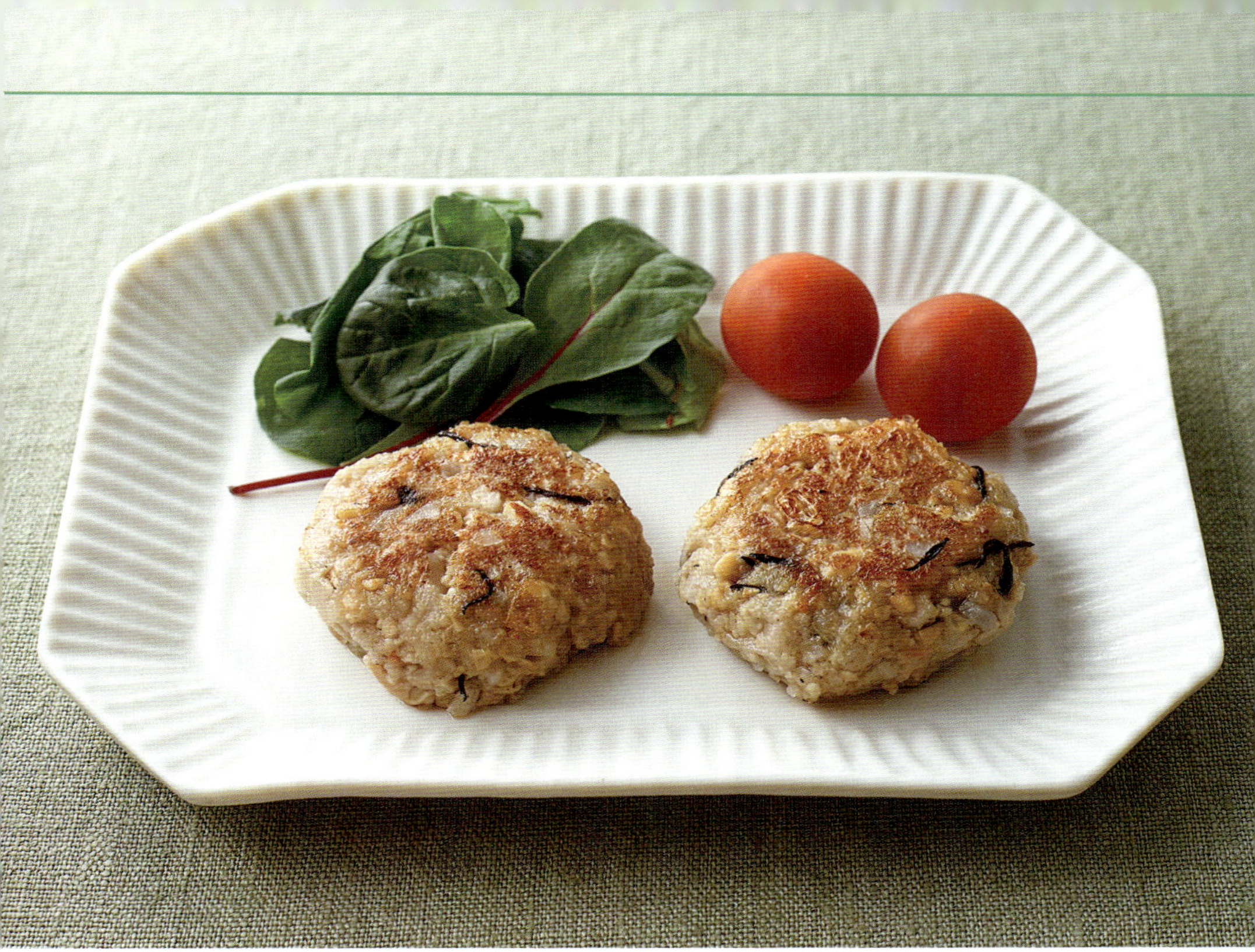

レンコンとヒジキの大豆つくね

材料（2人分）

乾燥芽ヒジキ…小さじ 1/2
レンコン…100 グラム
ショウガ…1/2 片
大豆（ドライパック・
　食塩無添加）…70 グラム
A｜減塩みそ…小さじ 1
　｜カタクリ粉…大さじ 1
ゴマ油…小さじ 2
ベビーリーフ…20 グラム
ミニトマト…4 個

作り方

❶ヒジキはたっぷりの水で戻し、水けを切る。
❷レンコンは半分をすりおろし、残りをみじん切りにする。ショウガはすりおろす。
❸大豆はポリ袋に入れ、手でつぶす。
❹ボウルに①、②、③、A を入れ、まぜたら 4 等分にし、平らな丸形にする。
❺フライパンにゴマ油を中火で熱し、④の両面を焼き色がつくまで焼く。
❻器に盛り、ベビーリーフとミニトマトを添える。

1人分のエネルギー 160 キロカロリー
1人分の塩分 0.4 グラム

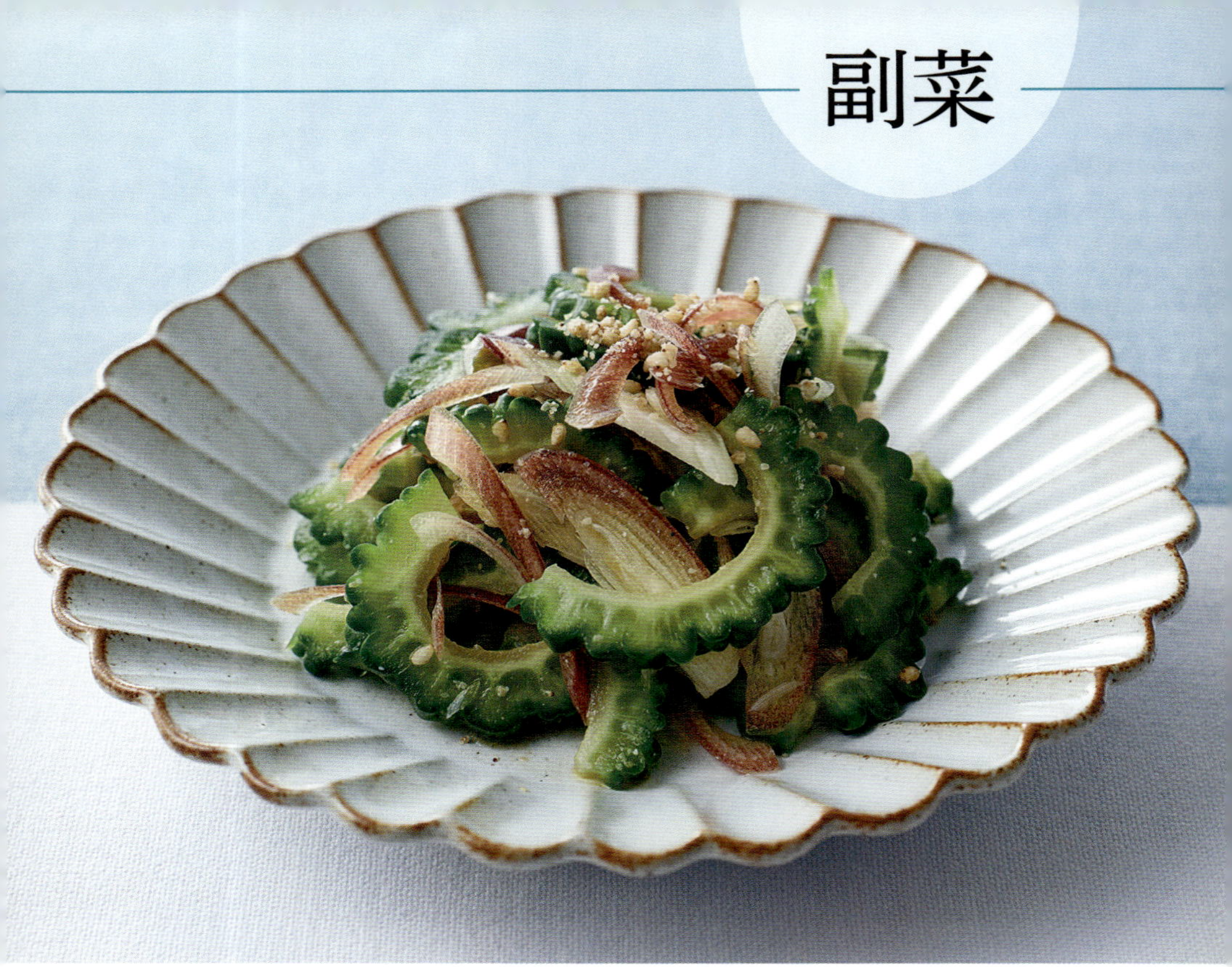

ゴーヤのミョウガ和《あ》え

材料（2人分）

ゴーヤ…1/2 本
ミョウガ…2 個
A | だし汁…小さじ 1
  | 減塩しょうゆ…小さじ 1/2
白すりゴマ…小さじ 1/2

1人分のエネルギー 14 キロカロリー
1人分の塩分 0.2 グラム

作り方

❶ゴーヤは縦に切ってわたと種を取り、薄切りにしたら、沸騰した湯でゆで、水けを切る。
❷ミョウガは縦半分に切り、斜め薄切りにする。
❸ボウルに A を入れてまぜ、①と②を加えて和える。
❹器に盛り、ゴマを振る。

トマトとバジルのサラダ セロリドレッシング

1人分のエネルギー
57キロカロリー
0.2グラム
1人分の塩分

材料（2人分）

セロリ…1/4本
A｜亜麻仁油《あまにゆ》…小さじ2
｜レモン汁…小さじ1
｜減塩塩…小さじ1/8
トマト…1個
バジル…小6枚
粗挽《あらび》きコショウ…少々

作り方

❶セロリをみじん切りにし、Aとまぜる。
❷トマトはへたを取り、1センチ厚さの半月切りにする。
❸器に②を盛り、①をかけてバジルをのせ、粗挽きコショウを振る。

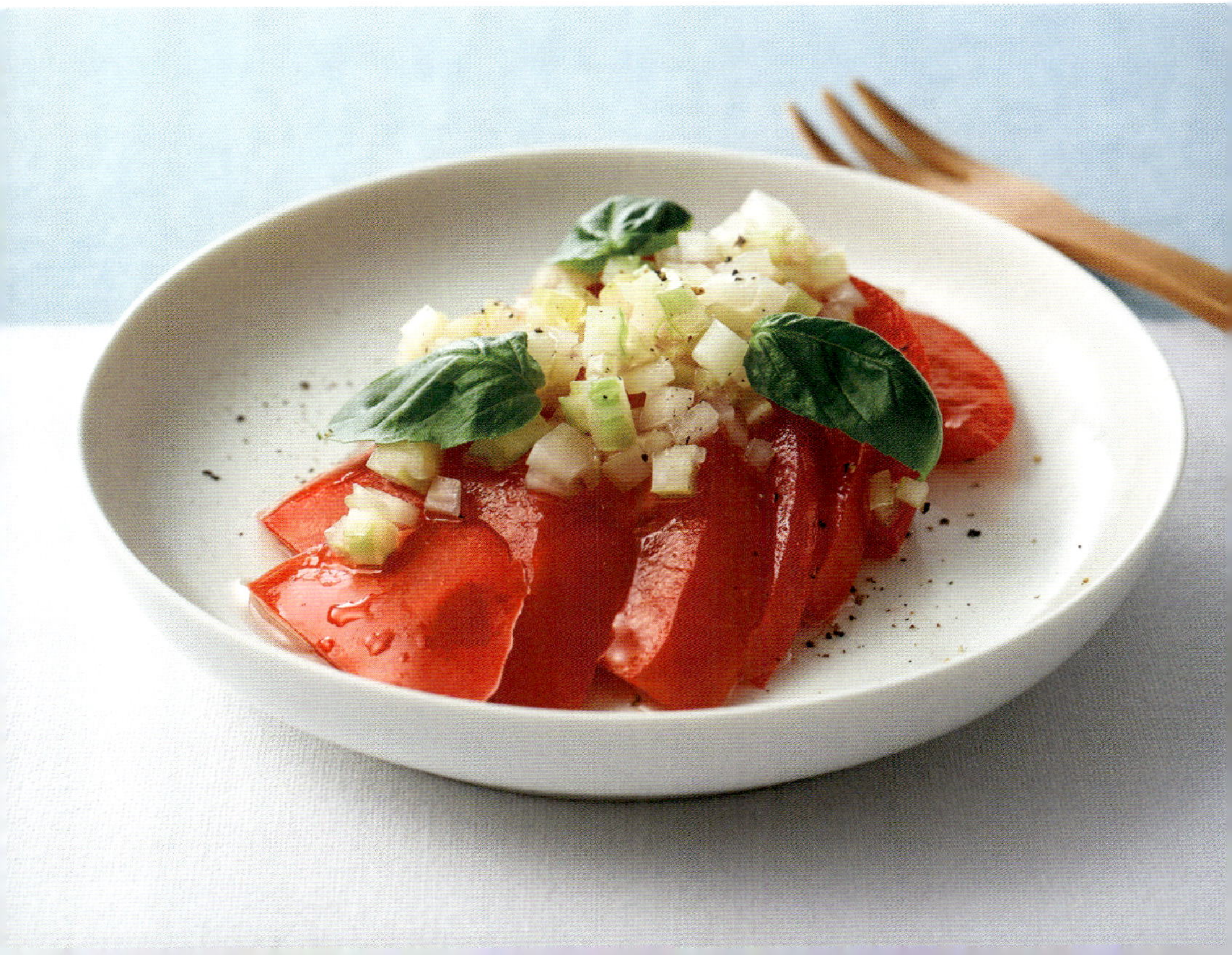

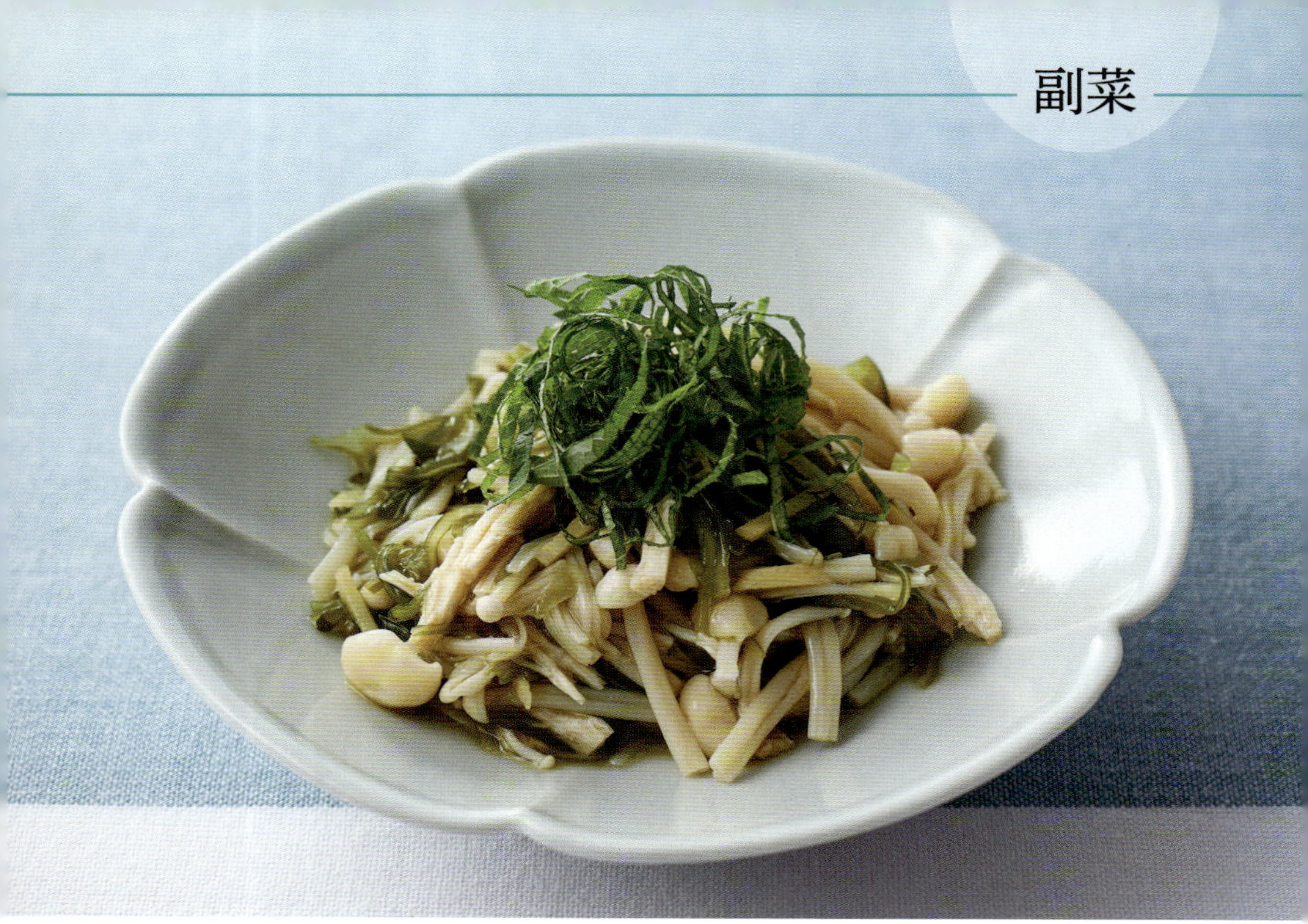

メカブとエノキのショウガ酢の物

材料（2人分）

エノキタケ…100 グラム
ショウガ…1/4 片
A｜酢…大さじ 1
　｜減塩しょうゆ…小さじ 1/4
メカブ（味つけなし）…50 グラム
青ジソ…2枚

1人分のエネルギー 26 キロカロリー
1人分の塩分 0.2 グラム

作り方

❶エノキタケは根元を切り落し、半分の長さに切って、耐熱ボウルに入れ、調理用ラップをかけて 600 ワットの電子レンジで 1 分 30 秒ほど加熱したら、粗熱《あらねつ》を取る。
❷ショウガを千切りにし、①のボウルに A とメカブといっしょに加えて和える。
❸器に盛り、千切りにした青ジソをのせる。

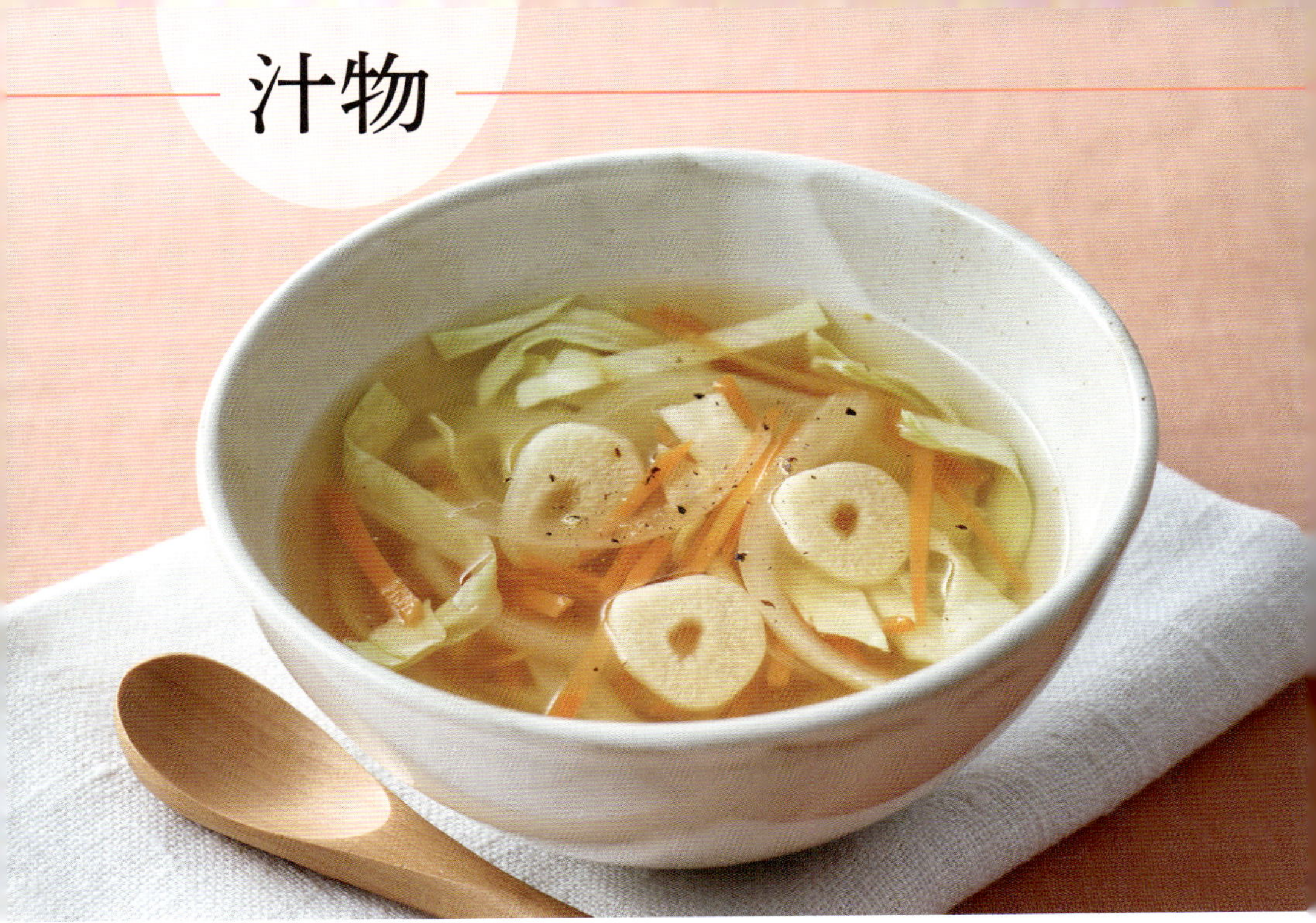

3種野菜のニンニクスープ

材料（2人分）

キャベツ…1/2枚
ニンジン…1センチ
タマネギ…1/8個
ニンニク…1片
A　水…1と1/4カップ
　　コンソメ（顆粒《かりゅう》）
　　　…小さじ3/4
粗挽《あらび》きコショウ…少々

作り方

❶キャベツは短冊《たんざく》切りにする。
❷ニンジンは千切り、タマネギとニンニクは薄切りにする。
❸鍋にAと②を入れて中火に熱し、煮立ったら①を加えて5分ほど煮る。
❹器に盛り、粗挽きコショウを振る。

1人分のエネルギー 16キロカロリー
1人分の塩分 0.5グラム

ダイコンと油揚げのみそ汁

材料（２人分）

油揚げ…1/2 枚
ダイコン…2 センチ
ショウガ…１/3 片
だし汁…1 と 1/4 カップ
減塩みそ…小さじ 1
ミツバ…5 グラム

作り方

❶油揚げは熱湯をかけて油抜きし、短冊《たんざく》切りにする。
❷ダイコンとショウガは千切りにする。
❸鍋にだし汁と②を入れて中火に熱し、煮立ったら①を加える。野菜に火が通るまで煮たら、火を止め、みそを溶《と》きまぜる。
❹器に盛り、３センチ長さに切ったミツバをのせる。

1人分のエネルギー 34 キロカロリー
0.5 グラム 1人分の塩分

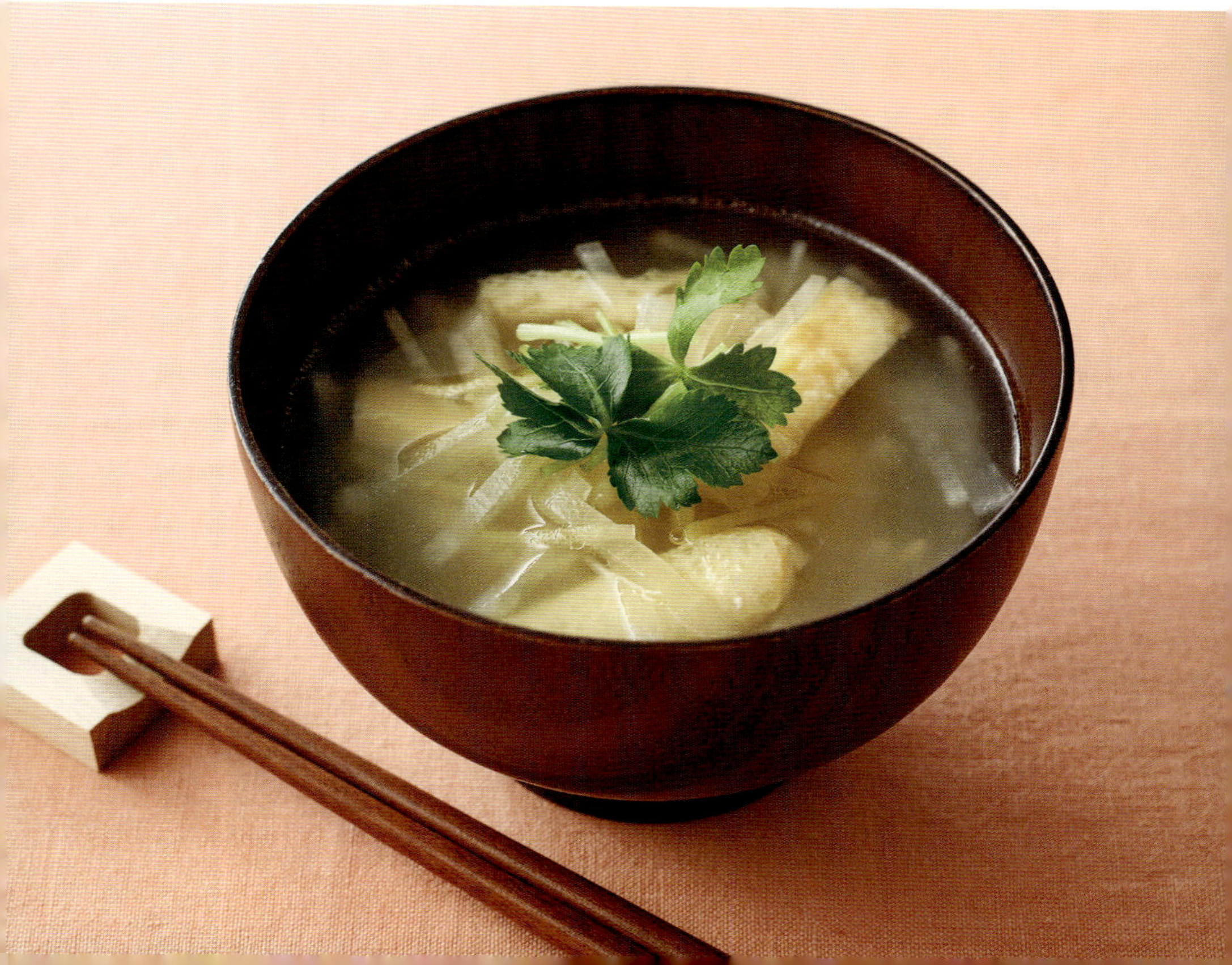

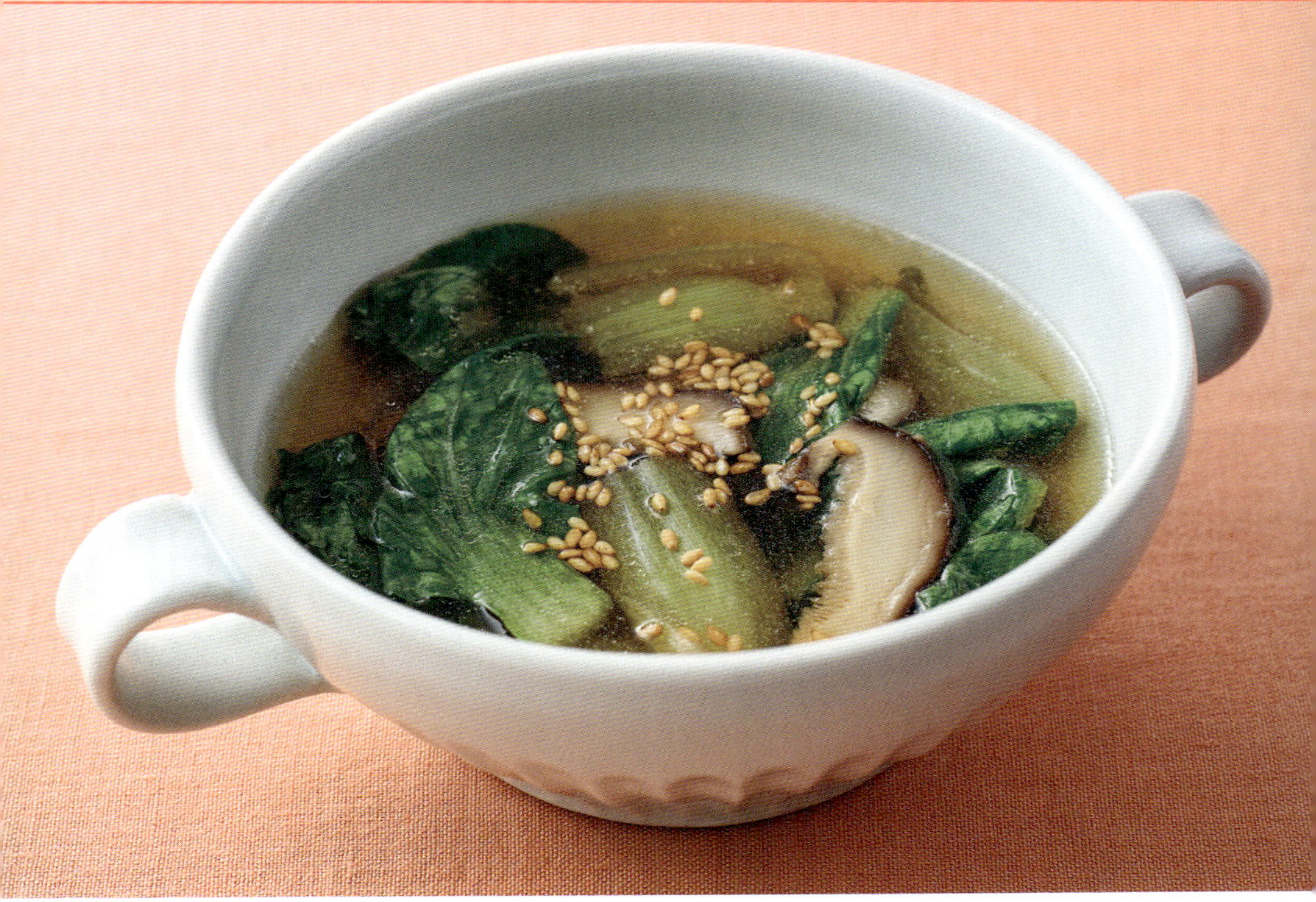

チンゲンサイとシイタケの中華スープ

材料（２人分）

干しシイタケ（薄切り）
…5グラム
だし汁…1と1/2カップ
チンゲンサイ…1株
A｜減塩しょうゆ…小さじ1
　｜ゴマ油…小さじ1/2
白煎《い》りゴマ…小さじ1/2

作り方

❶干しシイタケを分量のだし汁で戻す。
❷チンゲンサイは葉と軸を3センチ長さに切り、芯《しん》の部分は6等分に切る。
❸鍋に①を戻し汁ごと入れて中火に熱し、煮立ったら②を加える。野菜に火が通るまで煮たら、Aを加え、まぜる。
❹器に盛り、ゴマを振る。

1人分のエネルギー 27キロカロリー
0.5グラム 1人分の塩分

野菜・果物ジュース

1人分 450〜550ミリリットル

＊ジューサーは機種により作り方や出来上がり量が異なる場合があります。各製品の説明書を確認してください。
＊材料の分量で「グラム表記」されているものは、皮や種などを取り除いた正味の分量です。

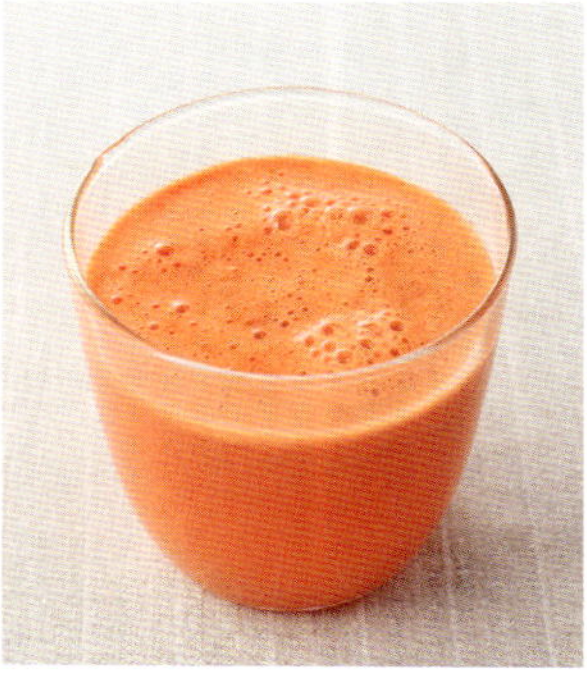

ニンジン・リンゴ・ルビーグレープフルーツジュース

1人分のエネルギー 233キロカロリー
1人分の塩分 0.2グラム

材料（2人分）

ニンジン…2本　リンゴ…2個
ルビーグレープフルーツ…1個　ハチミツ…小さじ1

作り方

❶ニンジンは細長く切る。リンゴはへたを取り、グレープフルーツは外側の皮をむき、いずれもくし形に切る。
❷①をジューサーにかけ、ハチミツを加えてまぜる。

キャベツ・セロリ・パイナップル・グレープフルーツジュース

1人分のエネルギー 195キロカロリー
1人分の塩分 0.1グラム

材料（2人分）

キャベツ…3枚　セロリ…1本　パイナップル…200グラム
グレープフルーツ…2個　ハチミツ…小さじ2

作り方

❶キャベツは1枚ずつ細長く丸める。セロリは細長く切る。パイナップルは皮と芯《しん》を取り、細長く切る。グレープフルーツは外側の皮をむき、くし形に切る。
❷①をジューサーにかけ、ハチミツを加えてまぜる。

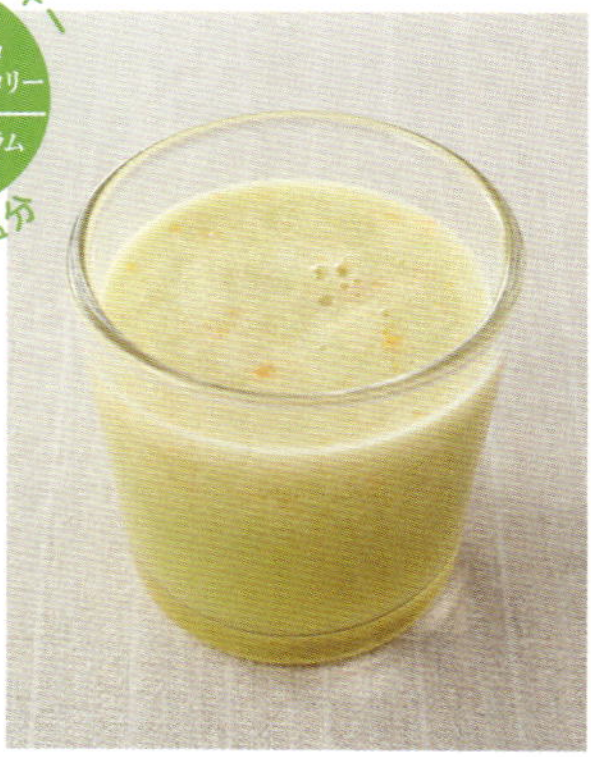

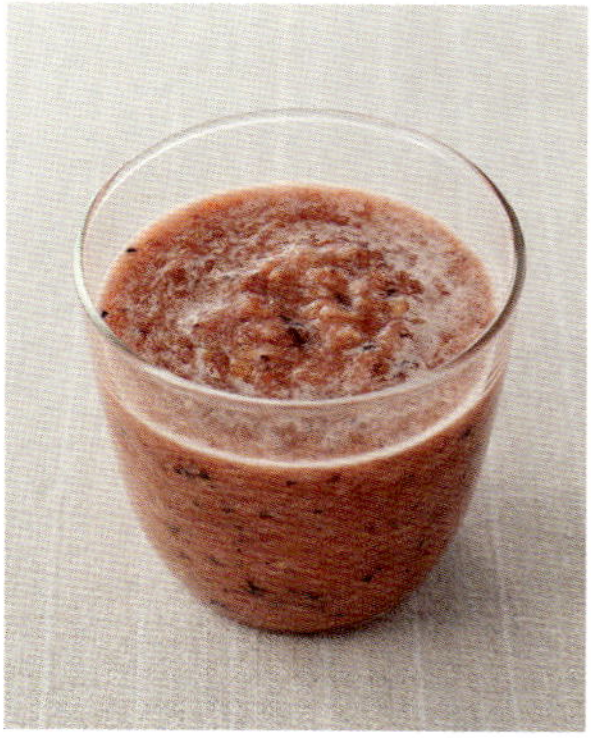

トマト・ダイコン・ルビーグレープフルーツ・ブドウジュース

1人分のエネルギー 254キロカロリー
1人分の塩分 0.0グラム

材料（2人分）

トマト…1個　ダイコン…3センチ
ルビーグレープフルーツ…1個
ブドウ…大25粒　ハチミツ…小さじ1

作り方

❶トマトはへたを取り、くし形に切る。ダイコンは細長く切る。グレープフルーツは外側の皮をむき、くし形に切る。
❷①とブドウをジューサーにかけ、ハチミツを加えてまぜる。

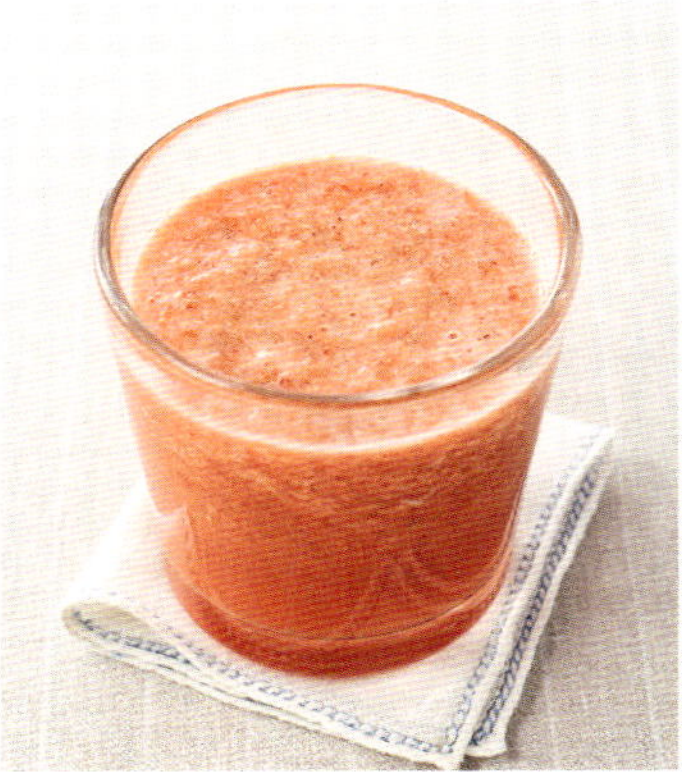

赤パプリカ・ミニトマト・オレンジ・レモンジュース

1人分のエネルギー 164キロカロリー
0.0グラム 1人分の塩分

材料（2人分）

赤パプリカ…1個　ミニトマト…30個

オレンジ…3個　レモン…1個　ハチミツ…小さじ1

作り方

❶パプリカはへたと種を取り、細長く切る。ミニトマトはへたを取る。オレンジとレモンは外側の皮をむき、くし形に切る。

❷①をジューサーにかけ、ハチミツを加えてまぜる。

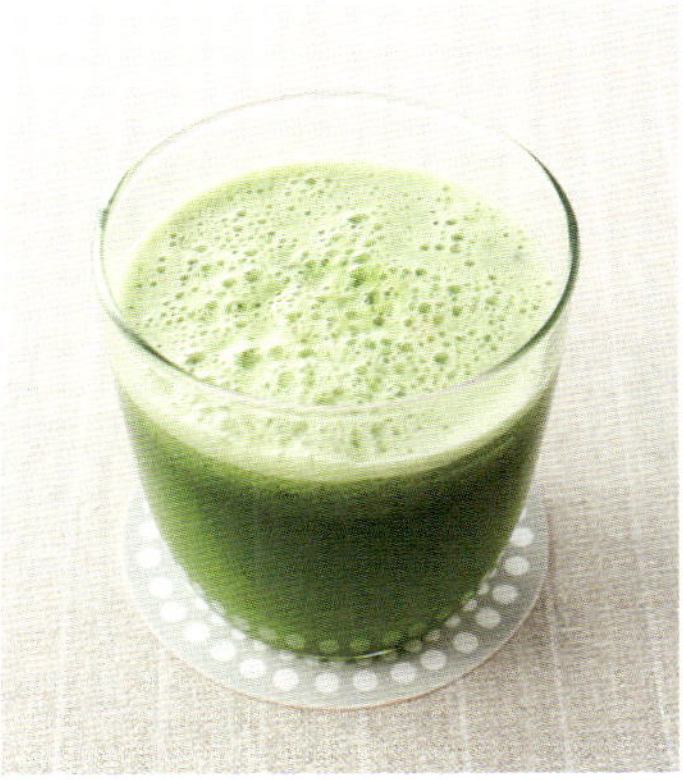

コマツナ・キュウリ・リンゴ・レモンジュース

1人分のエネルギー 179キロカロリー
0.0グラム 1人分の塩分

材料（2人分）

コマツナ…300グラム　キュウリ…1本

リンゴ…2個　レモン…1個　ハチミツ…小さじ1

作り方

❶コマツナは適当な長さに切る。キュウリはへたを取り、半分の長さに切る。リンゴはへたを取り、レモンは外側の皮をむき、いずれもくし形に切る。

❷①をジューサーにかけ、ハチミツを加えてまぜる。

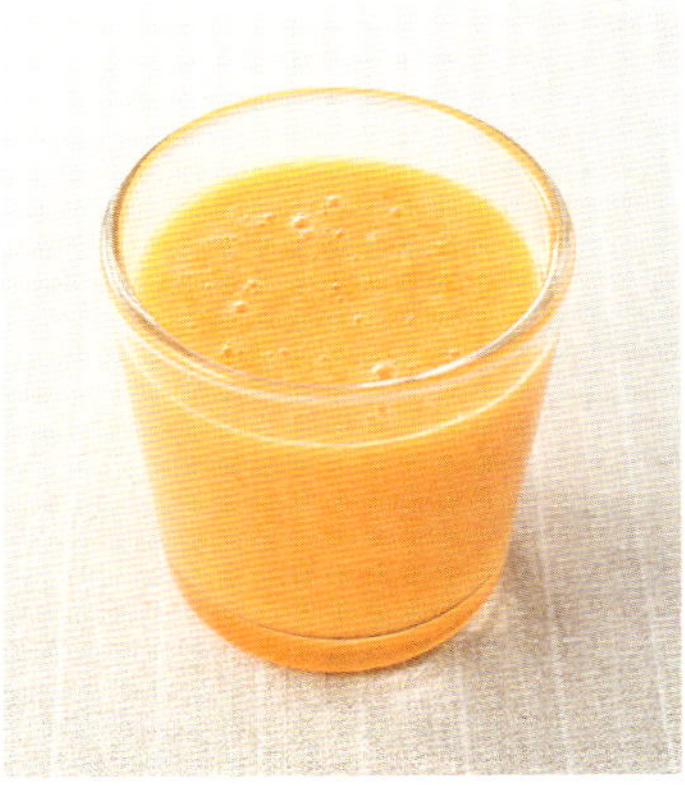

黄パプリカ・カブ・ミカン・パイナップルジュース

1人分のエネルギー 190キロカロリー
0.0グラム 1人分の塩分

材料（2人分）

黄パプリカ…1個　カブ…3個　ミカン…3個

パイナップル…300グラム　ハチミツ…小さじ1

作り方

❶パプリカはへたと種を取り、細長く切る。カブはくし形に切る。ミカンは外側の皮をむき、小房に分ける。パイナップルは皮と芯を取り、細長く切る。

❷①をジューサーにかけ、ハチミツを加えてまぜる。

カボチャのアーモンドヨーグルト

1人分のエネルギー 153キロカロリー
0.1グラム 1人分の塩分

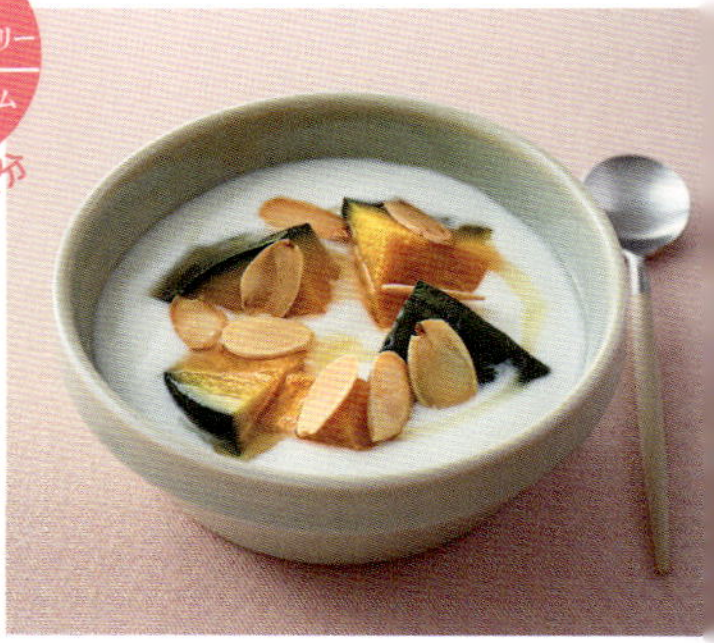

材料（2人分）

カボチャ…150 グラム
アーモンド（スライス）…5 グラム
プレーンヨーグルト…200 グラム　ハチミツ…小さじ 2

作り方

❶カボチャはわたと種を取り、小さめのひとくちサイズに切る。
❷耐熱ボウルに入れて調理用ラップをかけ、600 ワットの電子レンジで2分から2分 30 秒加熱し、粗熱《あらねつ》を取る。
❸アルミホイルにアーモンドをのせ、オーブントースターで 1 ～ 2 分焼く。
❹器に②とヨーグルトを盛り、ハチミツをかけ、③を散らす。

イチゴバナナヨーグルトシェイク

1人分のエネルギー 131キロカロリー
0.1グラム 1人分の塩分

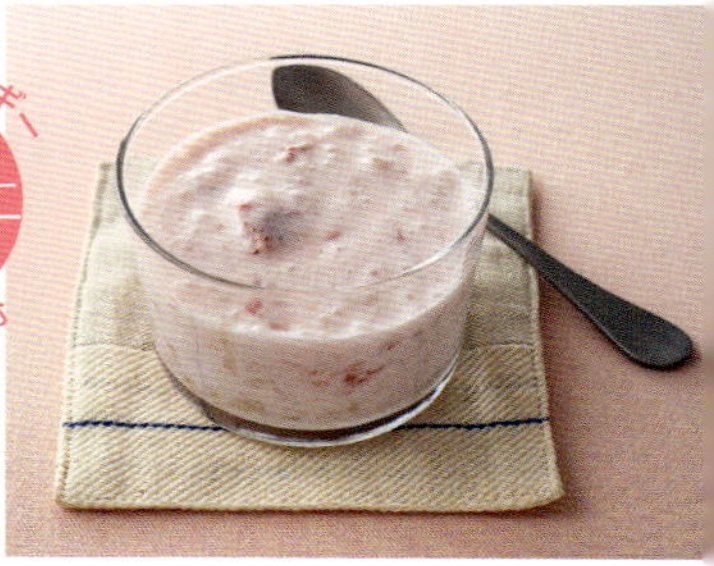

材料（2人分）

イチゴ…8 個　バナナ…1 本
プレーンヨーグルト…200 グラム

作り方

❶イチゴはへたを取り、半分に切る。バナナは皮をむき、2センチ幅に切る。
❷ポリ袋に①とヨーグルトを入れ、口を閉じ、手で果物をつぶすようにもむ。

豆乳ヨーグルトのリンゴとプルーンのコンポート添え

1人分のエネルギー 120キロカロリー
0.0グラム 1人分の塩分

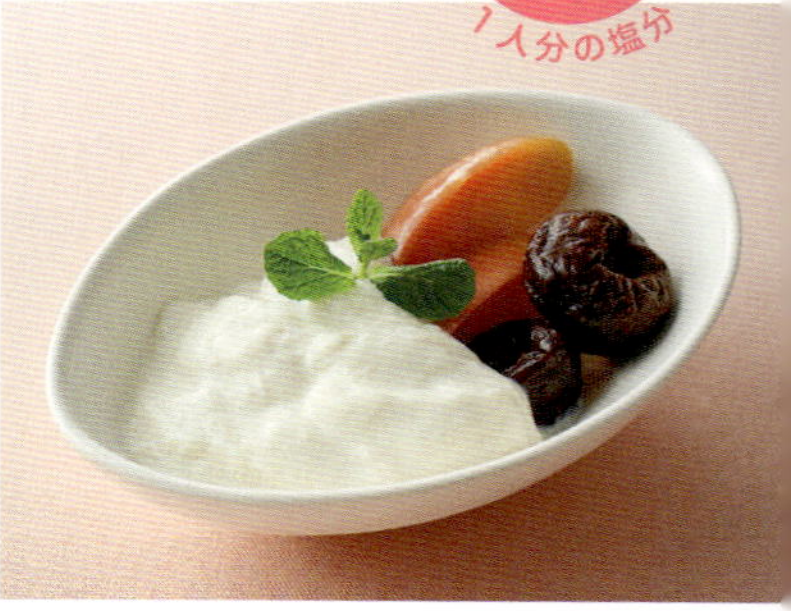

材料（2人分）

リンゴ…1/2 個
A | 水…大さじ 1
　| ハチミツ…小さじ 1
　| レモン汁…小さじ 1
ドライプルーン…4 個
豆乳ヨーグルト（無糖）…200 グラム
ミント…少々

作り方

❶リンゴは芯《しん》と種を取り、6 等分に切る。
❷耐熱ボウルに A を入れてまぜ、①とプルーンを加えて軽くまぜる。
❸調理用ラップをかけ、600 ワットの電子レンジで 2 分加熱する。
❹取り出してまぜ、調理用ラップをかけてさらに 1 分加熱し、ラップをかけたまま粗熱を取る。
❺器に④と豆乳ヨーグルトを盛り、お好みでミントを飾る。

第4章

がんと闘うための生活の工夫

がんを抑制するにはたっぷりの睡眠を

がんの改善・治癒《ちゆ》を促《うなが》すために、適切な医学的治療、前章で述べた食事療法と併せて、ぜひ行いたいのが生活の工夫です。特別なことではなく、睡眠、運動、入浴などの一般的な心がけですが、だからこそ重要です。第1章の症例報告でもふれたように、それを行うかどうかが経過を大きく左右する場合もあります。

以下にポイントをあげますので、できることからとり入れてみてください。

まず心がけたいのが、「じゅうぶんな睡眠をとること」です。

睡眠不足だとカゼなどの病気にかかりやすいことは、誰しも経験から知っているでしょう。実は、これには免疫学《めんえきがく》（病原体やがん細胞を打ち負かす働きに関する学問）的な裏付けもあります。

免疫学の研究で知られる新潟大学大学院名誉教授の故・安保徹《あぼとおる》先生は、「顆粒球《かりゅうきゅう》とリンパ球の日内変動」という研究報告で、以下のことを述べています。

生体活動を支える自律神経《じりつしんけい》には、日中の活動時に優位になる（働きが強まる）交感神経《こうかんしんけい》と、夜間の睡眠中に優位になる副交感神経《ふくこうかんしんけい》（内臓神経）があります。こうした自律神経のリズムと白血《はっけつ》

血中リンパ球数の変動

交感神経と副交感神経が生活のパターンによって一日のうちでバランスよく働くため、顆粒球とリンパ球の割合もバランスよく保たれている

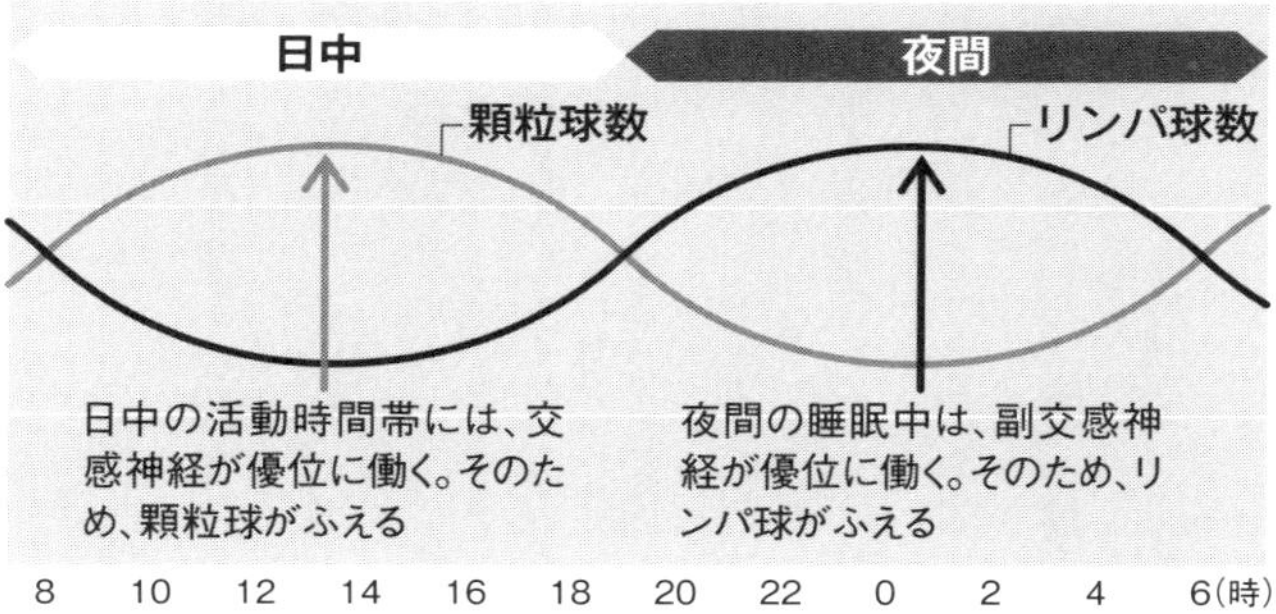

※『安保徹の免疫力を上げる45の方法』安保徹監修、学研プラスより引用して改変

自律神経のうち、日中の活動時には交感神経が、夜間の睡眠時には副交感神経が優位になる。夜間に副交感神経が優位になったとき、がん細胞を攻撃するリンパ球がふえる。したがって、じゅうぶんな睡眠をとることで免疫力がアップする。なお、リンパ球をふやすには、海藻、キノコ、乳酸菌の摂取も有効

球《きゅう》は密接に関係しており、交感神経が優位なときは白血球のうちの顆粒球、副交感神経が優位なときはリンパ球という種類が多くなります。

顆粒球は炎症を起こして病原体を攻撃する白血球、リンパ球はカゼやがんを防ぐために重要な白血球です。顆粒球とリンパ球はシーソーのように、一方がふえると他方がへるという関係にあり、通常はバランスを保っています。

そのバランスがくずれて顆粒球がふえすぎると、リンパ球がへってカゼをひきやすくなったり、がんや動《どう》脈硬《みゃくこう》化《か》が進みやすくなったりする

というのです。ちなみに、逆にリンパ球がふえすぎると、アレルギー症状が悪化しやすくなるとされています。

したがって、夜ふかしなどで睡眠をじゅうぶんにとらず、交感神経の優位な時間が長くなると、顆粒球が過剰になってリンパ球がへり、がんのリスクが高まることになります。

また、別の研究では、夜間に多く分泌《ぶんぴつ》されて眠りを促すメラトニンというホルモンには、がんの抑制効果のあることがわかっています。メラトニンをじゅうぶんに分泌させるには、日中に日光を浴びて活動的に過ごし、夜は部屋を暗くしてぐっすり眠ることが重要です。

そこで私は、がんの患者さんには、少なくとも8時間、できれば9時間近く睡眠をとるようにすすめています。忙しい現代人にとってはむずかしい場合もあるでしょうが、できるだけ工夫して、それだけの睡眠を確保してください。

可能であれば、昼寝をするのもよい方法です。あるいは、眠らないまでも、起きている時間が13時間を超えないうちに、一度、体を横たえるとよいといわれています。起きている時間が長くなると、重力によって血液循環が悪くなり、全身に血液を送る心臓に負担がかかるからです。

一定時間、体を横たえるだけでも、心臓の負担が軽減されて血液循環が促されます。血液循環がよくなると、免疫細胞が体のすみずみまで届きやすくなるので、間接的には、これも免疫強化に役立ちます。

睡眠とも関係しますが、過労も免疫力《めんえきりょく》（体内に病原体やがん細胞が侵入しても発病を抑える力）を低下させることはいうまでもありません。必要に応じて、休養をとるようにしてください、

免疫力アップには無理のない運動や入浴も大切

血行を促すには、適度な運動をすることも効果的です。継続することで、徐々に心肺機能が強化されるのも運動のメリットです。心臓と肺は、新鮮な酸素をとり入れ、それを体に循環させる臓器ですから、機能が低下するとさまざまな代謝《たいしゃ》（体内での物質の変化や入れ替わり）が滞《とどこお》りやすくなります。

運動には、一時的に体温を高めたり、長期的には筋肉をふやして平熱を高めたりする効果もあります。短期的にも長期的にも、体温を高めることは免疫力の増強につながります。

また、がんのなかでも、大腸がん、乳がん、子宮《しきゅう》がんなどは、肥満によってリスクが増大することがわかっています。済陽《わたよう》式がんの食事療法では、低エネルギーの野菜や海藻などを多量に

とるので、通常は自然に肥満が解消されますが、適度な運動を加えることで、より健康的に体重コントロールができます。

こうしたいくつかの理由で、がんの闘病中には運動をとり入れることがすすめられます。ただし、ハードな運動は活性酸素《かっせいさんそ》（ふえすぎると体に害を及ぼす非常に不安定な酸素）の発生を促して逆効果になりかねないので、無理なくできる適度な運動を行いましょう。また、体の状況によっては運動が禁じられる場合もあるので、必ず主治医に相談のうえで行ってください。

健康のための手軽な運動として、一般的には一日1万歩程度のウオーキングが推奨されますが、がんの患者さんの場合、そこまで無理をする必要はありません。私は、医師から運動を禁じられていない人には、一日５０００歩を目安にウオーキングをすすめています。

常に歩数計を身につけておき、生活上の用事などで歩くのと合わせて、５０００歩になるようにすればよいでしょう。最初はもっと少ない歩数から始め、徐々にふやしてもかまいません。

血行を促し、体温を高めるには、運動のほかに入浴も効果的です。心肺などの問題がなければ、シャワーだけですませず、湯ぶねにつかってゆっくり温まりましょう。

人間の体内で消化や代謝を支えている酵素の多くは、37℃前後の環境のなかで、最も活発に働くようになっています。じっくり入浴して体の芯《しん》まで温まると、酵素《こうそ》の働きが促されます。そのことが代謝を高めたり、解毒《げどく》を促したりすることにつながり、がんの抑制にも役立ちます。湯に首までつかることで、のどにある扁桃《へんとう》という免疫器官への血流が促され、その働きを高める効果も期待できます。ただし、運動と同じく、病状によっては入浴の方法も制限される場合があるので、主治医の指示に従ってください。

生きがいを感じることや笑いが免疫力を高める

近年、笑ったり、「生きがい」や「やりがい」を感じて前向きな気持ちになったりすると、免疫力の増強されやすいことがわかってきました。

そのようにいわれても、がんという病気を抱えている患者さんとしては、なかなか前向きな気持ちになれないことが多いでしょう。しかし、そういうときだからこそ「生きがいを持つべきだ」ということを、患者さんに指導して成果をあげている医師がいます。独自の「生きがい療法」で知られる、すばるクリニック院長の伊丹仁朗《いたみじんろう》先生です。

生きがい療法とは、文字どおり、生きがいを持つことで病気の治療効果をあげようという療法です。伊丹先生は、その実践として1987年、がん闘病中の患者さんと、アルプス最高峰のモンブラン登頂を果たしたことで有名です。

真夏でも雪と氷におおわれた標高約4807メートルのモンブラン登山に、進行がんを含む7人のがんの患者さんと、ご家族やスタッフを合わせて総勢17人で挑戦したのです。さまざまな困難を乗り越え、最終日は雪と氷が張り付いた急峻《きゅうしゅん》な岩壁を、3人のがんの患者さんが登り切って頂《いただき》に立ったそうです。

伊丹先生自身、「病状と体力から見て、まさか頂上まで行けるとは思っていなかった」という状況での快挙でした。2017年に行われた30年記念の講演会には、登山に挑戦した患者さんのうち3人が登壇して会場をわかせたといいます。

伊丹先生は2000年にも、米国から訪れた80人のがんの患者さんとともに、日米合同の富士登山を行いました。2003年には、がんの患者さん14人を含む26人で、北極点のオーロラを見る旅を敢行されています。

こうした大がかりな登山や旅は、誰もができることではありませんが、やりがいを持つことで免疫力が高まり、力が湧いてくることがわかります。日常生活の中で自分なりの目標や生きがいを持つことなら、誰にでもできるでしょう。そのことが、がんと闘う大きな力を生むのです。

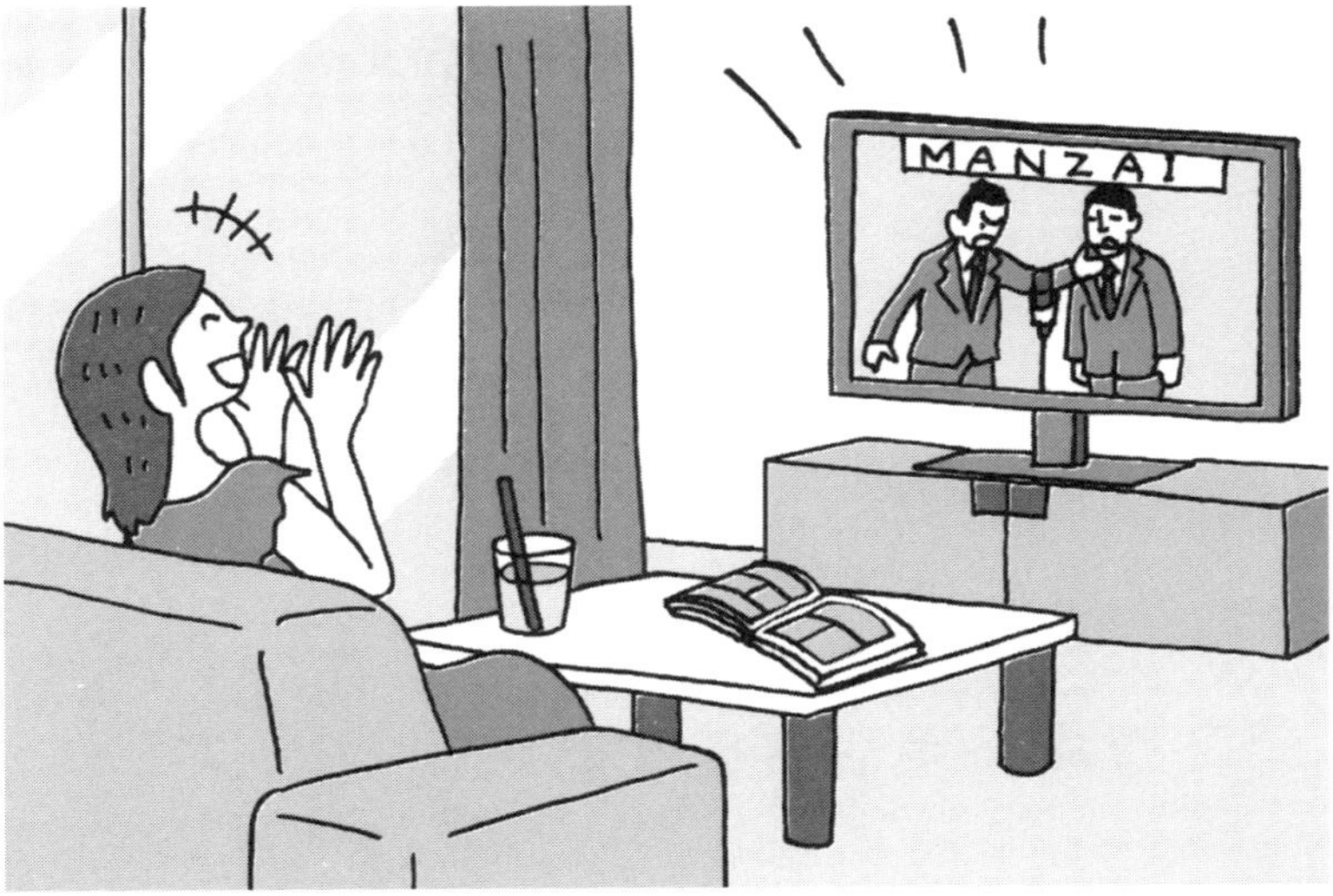

肩の力を抜いて笑う時間をつくるだけでもよい

伊丹先生は、がんなどの患者さんを含む19人を対象に、漫才などで大笑いする前とあとで、血中の免疫細胞がどう変化するかを調べた研究報告もされています。それによると、がん細胞を攻撃する血中のNK（ナチュラル・キラー）細胞の活性が、低すぎた人は正常に、正常だった人はさらに高くなったそうです。

笑うことなら、自分一人でも手軽に行えます。がんとの闘病中に「笑ってなどいられない」と思うかもしれませんが、それで免疫力が高まるのなら、試す価値は大きいでしょう。漫才でも落語でもコメディー映画でも、好きな笑いの素材で、ちょっと肩の力を抜いて笑う時間をつくってみてはい

がんと闘うための生活の工夫

1 **一日少なくとも8時間は眠る**

2 **一日5000歩程度のウオーキングをする**

3 **37℃前後の風呂にゆっくりつかる**

4 **積極的に笑う**

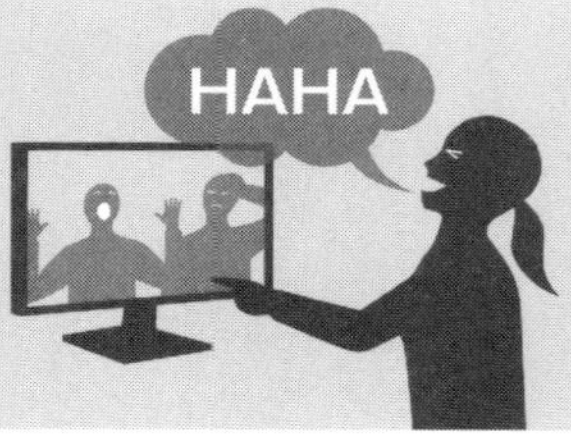

かがでしょうか。

がんの予防に役立つ生活上の心がけ

以上のような生活上の心がけは、がんの予防にも役立ちます。

睡眠に関しては、予防に役立てるのなら、通常の健康的な睡眠の目安である7～8時間を目安にすればよいでしょう。ふだんは5時間くらいの睡眠で、「休日にまとめて〝寝だめ〟をしている」という人がいますが、睡眠を前もって「ためる」のは不可能だとされています。

休日に多く寝る人は、慢性的な睡眠不足に陥《おちい》った「睡眠負債」という状態にあり、休日にそれを「返済」しているというのが実態なのです。

睡眠負債が続いていると、先にあげた安保先生の理論に照らせば、それだけ免疫力が落ちやすくなっていると考えられます。がん予防のためには、最低でも一日7時間の睡眠時間を確保したいものです。

運動については、現在、健康な人なら、できれば一日1万歩程度のウオーキングや、筋肉を保持・増強できる簡単な筋力トレーニング（ひざの屈伸運動であるスクワットなど）をとり入れるとよいでしょう。

併せて、入浴では湯ぶねにつかってゆっくり温まるようにしましょう。

笑うことや生きがいを持つことは、がんの予防にも大いに役立つと考えられます。

前章で述べたがんの予防食とともに、これらもできる範囲で心がけて、できるだけがんを遠ざける生活を送りましょう。

第5章

進行がんを食事で克服した体験者の手記

肺がん切除の2年後に発症した悪性リンパ腫が半年後には治癒し10年以上再発も転移もなし

吉田《よしだ》 賢《まさる》 無職・75歳

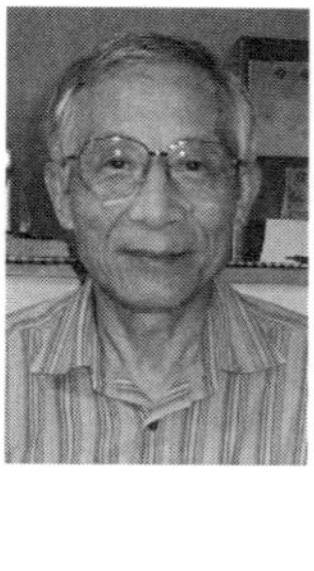

肺がんの次は悪性リンパ腫でリンパ節にも転移

２００７年７月、61歳のとき、私はセキが止まらなくなり、病院で肺のＣＴ（コンピューター断層撮影）検査を受けました。その後、再検査をすすめられて、さらにくわしく調べたところ、肺の左上葉《ひだりじょうよう》（上下に分かれた左肺の上部分）に１・５センチほどの肺がんが見つかったのです。

病巣《びょうそう》が小さいとはいえ、本来なら左上葉ごと切除するのが当時の標準的な治療法でした。しかし、縮小手術の研究に同意すれば、部分切除が可能といいます。健康な部分を少しでも残せるのなら、それに越したことはありません。私は研究に同意し、２００８年６月、胸部を小さく切開して、肋骨《ろっこつ》の間から肺を引き出し、病巣部分を部分切除する手術を受けました。

術後は体力が順調に回復し、２００７年に始めたトライアスロン（水泳、自転車、ランニングの３種目を連続して行うスポーツ）を２００９年には再開できました。２０１０年も大会に出場し、そこまでは絶好調だったのですが、大会に出た1週間後から体調がおかしくなりました。腹部にキリキリする痛みが断続的に起こり、おさまらなくなったのです。

近くの内科に行き、2ヵ月近く毎週のように受診して投薬を受けましたが、痛みの出る頻度《ひんど》が徐々に上がっていきました。ほかにも治療や検査を受けましたが、原因がわからないまま痛みが続きました。

困り果てたときに思い出したのが、本書の著者である済陽高穂《わたようたかほ》先生のことでした。実は、私と済陽先生とは高校の同級生の間柄です。思い切って手紙で済陽先生に相談すると、「すぐ来い」と電話があり、指定の病院へ行きました。超音波検査とCT検査を受けた結果、腸重積《ちょうじゅうせき》（腸が腸自体の一部におおいかぶさる症状）のあることがわかりました。

原因ががんの可能性もあるとのことで、PET《ペット》（陽電子放出断層撮影《ようでんしほうしゅつだんそうさつえい》）検査を受けたところ、小腸と大腸の間に約6センチの影が、近くのリンパ節《せつ》に1センチ程度の小さい影が2ヵ所見つかりました。

その時点では、大腸がん転移の可能性が高いとのことでしたが、その後のくわしい検査で悪性リンパ腫と判明しました。結腸《けっちょう》リンパ腫というもので、すでに近くのリンパ節に転移していました。2ヵ所の小さい影は、その転移巣《てんいそう》だったのです。

大腸がんの可能性が高いといわれたときも落ち込みましたが、その部分を切除すれば治るのではないかという希望を抱いていました。しかし、血液のがんである悪性リンパ腫となると、大腸がんより厄介《やっかい》そうなのに加え、すでにリンパ節に転移しているということに、妻ともども大きなショックを受けました。

食事療法が心の支えにもなった

しかし、とにかくできる治療をしてがんばるしかないと気持ちを切り替えました。悪性リンパ腫だとわかる前から、妻が済陽先生の食事療法の本を買い込んできて、自分なりに食事療法を始めていました。それが気持ちの支えにもなりました。済陽先生からも食事療法の指導を受け、本格的に行うことにしました。

治療そのものは、肺がんの手術を受けた国立病院で受けることになりました。悪性リンパ腫には多くの種類があるそうですが、私のものは「びまん性大細胞型B細胞リンパ腫」という種類でした。そこで、B細胞リンパ腫の特効薬として知られるリツキサンと4種類の抗がん剤を用いるR－CHOP《チヨップ》療法を受けることになりました。

その抗がん剤治療を始めるのに先立って、本格的な食事療法を開始しました。

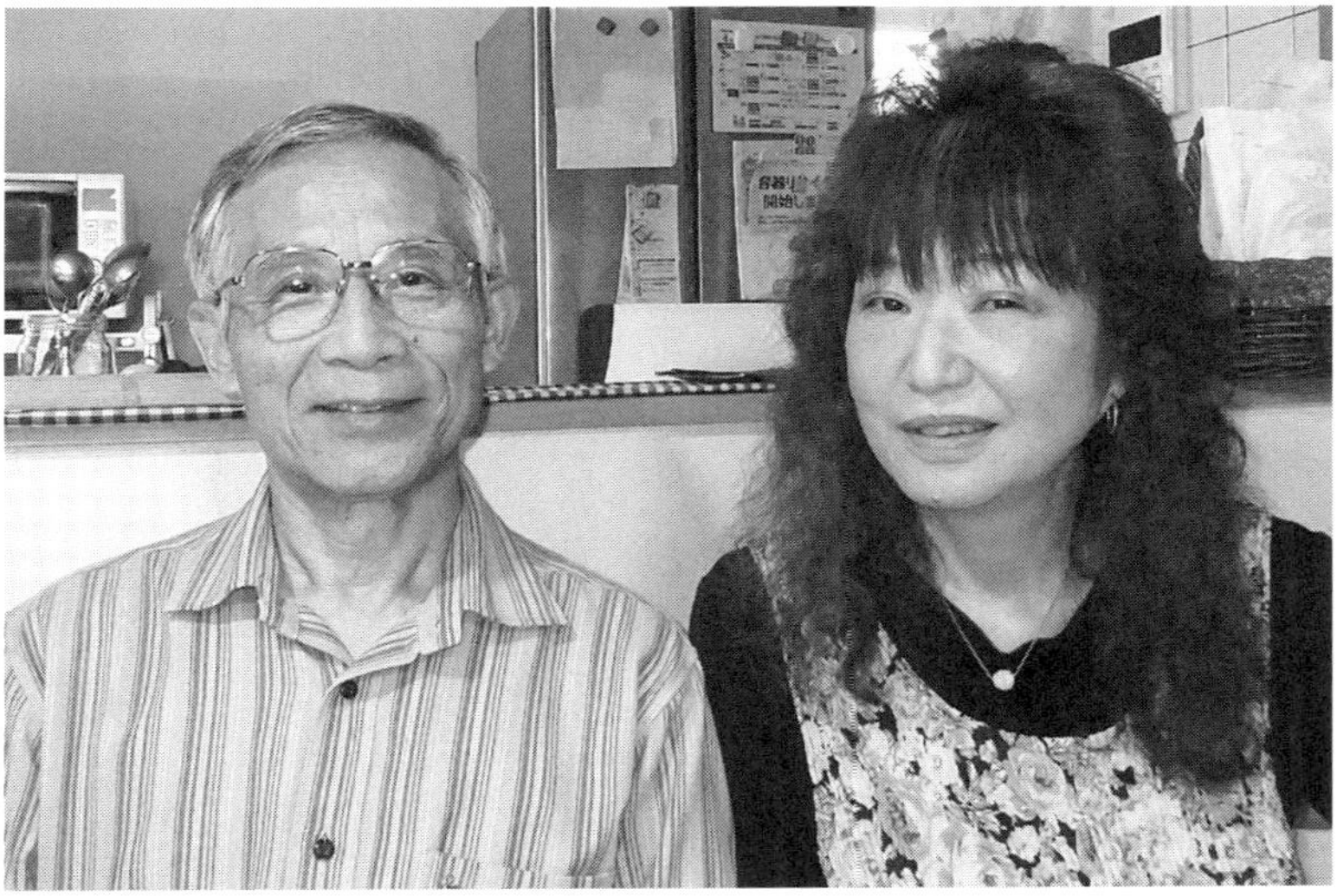
奥様（右）の協力が大きかった

まず朝食前に野菜・果物ジュースを飲みます。材料は、レモン2個とグレープフルーツ、リンゴ、コマツナをベースに、そのときによっていろいろな野菜と果物を入れ、600〜700ミリリットルほど作ります。

朝食では、玄米《げんまい》ごはん、キャベツなどを入れたオムレツ、野菜をたっぷり入れた薄味のみそ汁などをとります。当時は会社勤めをしていたので、昼は外食でキノコソバなどを食べて汁を残すようにしました。また、会社では、社内で買える果物ジュースと野菜ジュースを飲みました。

夕食は玄米ごはんに、ホウレンソウ、シュンギク、コマツナといった青菜の料理と、レンコン、ゴボウといった根菜《こんさい》の料理、焼き魚、煮魚、豆腐、イワシのつみれなど、野菜と魚介類、大豆製品を中心に少しずつ7~8品食べました。私は、そんなに品数がなくてもよいと思いましたが、妻ががんばって、いつも品数豊富な食卓にしてくれました。夕食前には、冷凍の青汁を解凍して飲むようにしました。

味つけはできるだけ無塩に近くするようにとのことで、減塩しょうゆをわずかに使うほかは、塩はもちろん調味料はほとんど使いません。済陽先生がすすめているお酢割りの減塩しょうゆも活用しました。

もともと血圧が高いこともあって、薄味を心がけていたせいか、無塩に近い味つけにもすぐに慣れ、それほど物足りないとは感じることもなく、おいしく食べることができました。野菜は、無農薬の有機野菜を取り寄せることにしたのですが、よい素材だと無塩でもおいしいものです。

「影が全部消えています」

食事療法の開始から約3週間後、抗がん剤治療が始まりました。初回は入院し、2回め以降は通院して行う投与法を、3週間おきに6クールくり返すのです。

しだいに副作用が出てきて、不眠、便秘、下痢《げり》、のどと舌のピリピリ感、手足のしびれなどに襲われました。これらが一度に出るわけではなく、そのときどきにいろいろなパターンで出てく

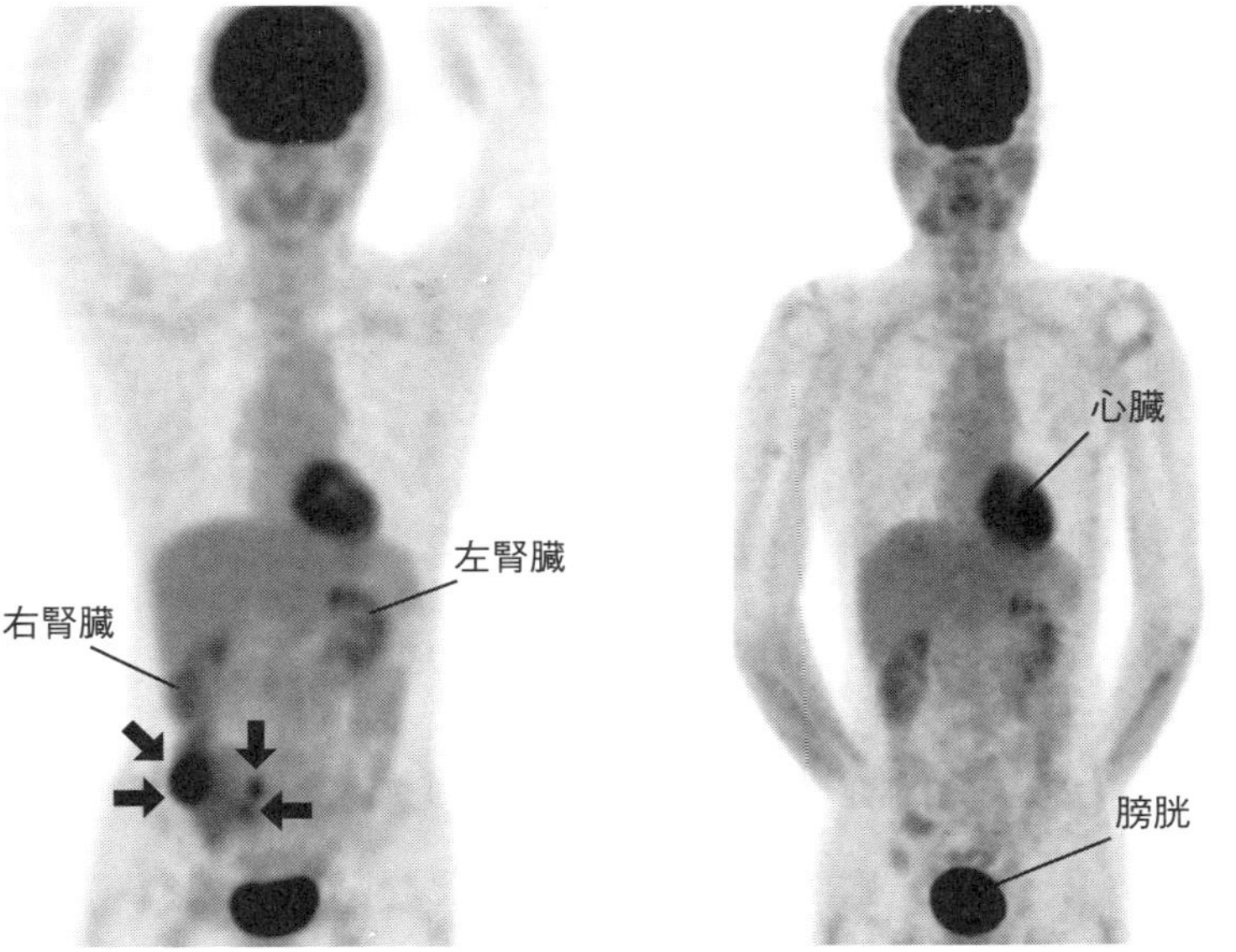

2010年７月のPET画像で悪性リンパ種の転移巣が認められたが（左）、
2011年１月には影が消えた（右）

るのです。髪は、投与開始から2週間たったころから抜けていき、10日間ほどで全部抜けました。

白血球《はっけっきゅう》の数値は、薬を投与すると下がりますが、2~3週間で回復します。途中、白血球がへりすぎて、投与の間隔を1週間延ばしたことがあります。すると、みるみる白血球が回復しました。食事療法を続けていたおかげで、免疫力《めんえきりょく》（体内に病原体やがん細胞が侵入しても発病を抑える力）がついていたのでしょう。

副作用は出たものの、寝込んだり、治療はできない状況になったりすることがなかったのも、食事療法の効果だったのだろうと思います。食事療法の力に助けられながら、12月には無事に6クールめの投与を終えました。

翌2011年の1月に、国立病院でPET検査を受けたところ、「影が全部消えています」といわれ、耳を疑いました。縮小はしても、消えるとは思っていなかったからです。抗がん剤と食事療法を組み合わせることの威力を知った思いでした。

無塩に近い減塩のおかげで、その数年前から高血圧と診断されて150／90㎜Hgほどあった血圧が、食事療法の開始から1ヵ月ほどで120／70～80㎜Hgという理想的な数値になりました。また、食事療法を行っているうちに、顔のシミも薄くなりました。

その後、食事療法は、徐々にゆるめましたが、極力、塩分をとらないことや野菜を多くとることなど、基本はずっと続けています。ジュースの手作りはやめましたが、市販のスムージーを欠かさず飲んでいます。おかげで、10年以上たつ現在も、再発や転移などはありません。

肺がんになったあと、悪性リンパ腫を発症した私は、いわゆる「がん体質」だったのだろうと自分では思っています。悪性リンパ腫になって思い出したのですが、40代のころ、腰痛の治療をしてもらった整体師さんから「あなたはがん体質ですね。野菜ジュースを飲んだほうがいいですよ」といわれたことがあります。まだ40代だった私は、気にもとめませんでした。

すっかり忘れていたのですが、その整体師さんの言葉は正しかったのだと、あとになってつくづく思ったものです。しかし、食事療法を続けることで、がん体質を脱却できたと、私は思っています。もはや、がんで死ぬことだけはないだろうと確信しているほどです。

当時はトライアスロンをしていた私ですが、激しすぎる運動も、体に負担をかけてよくなかったのかもしれません。心配した妻からも、ハードな運動はやめてほしいといわれて反省し、その後はマイペースでできる水泳などをしています。ごく基本的な食事療法とマイペースの運動で、この先も健康を保っていけたらと願っていますが、生来の気質はなかなか直らないもので、ついがんばってしまうことを反省しています。

済陽先生のコメント

吉田さんの成功のポイントは、以下の三つが考えられます。

❶抗がん剤と食事療法の併用
❷食事療法の長期継続
❸適度な運動の継続

体験手記にもあるように、B細胞リンパ腫に対してはリツキサンという特効薬があり、それを4種の抗がん剤と組み合わせるR-CHOP療法が代表的な治療法です。しかし、この治療法は、がんに効く一方で、免疫力を弱めたり、副作用で体に負担をかけたりするので、それらの点を補《おぎな》う食事療法と併用したのは正解だったといえるでしょう。

悪性リンパ腫は、比較的、抗がん剤で治療しやすいがんですが、再発しやすいのが難点です。食事療法と併用することで、その再発を防ぎ、「本当の効果」を得ることができます。再発しやすいがんであるだけに、吉田さんが長く食事療法を続けたのも大きなポイントになりました。

また、体験手記の最後にあるように、ハードすぎる運動は、活性酸素《かっせいさんそ》(ふえすぎると体に害を及ぼす非常に不安定な酸素)をふやしてがんのリスクを増す場合があります。水泳などの適度な運動で血行を促《うなが》すことは、がんの再発予防に役立つでしょう。

腹部いっぱいに広がり余命６ヵ月といわれた腹膜がんが わずか５ヵ月でほとんど消えて腫瘍マーカー値も劇的に改善

北《きた》浜《はま》千《ち》鶴子《づこ》（仮名）　主婦・73歳

おなかから5リットルもの水

２０１９年４月末、71歳のとき、私はみずおちあたりがはっているのに気づきました。スカートのウエストもきつくなっていたので、「太ったのかもしれない」と思いましたが、それにしては急でした。

私は長年、社交ダンスをやっており、その年の４月22日にはドレスを着てデモ（演技発表）を行いました。そのときは、上半身がピッタリしたドレスを着ることができたのに、わずか1週間程度で太るというのもおかしな話です。

さらにゴールデンウイーク中に、みるみるおなかがふくらんで、妊婦のようになってしまいました。痛みはありませんでしたが、苦しいので、５月６日に総合病院で受診しました。

すると、おなかに多量の水がたまっていることがわかりました。その日のうちに水を抜いてもらったところ、5リットルもの水が出てきたのです。そのときは、とくに病名は告げられず、ＣＴ（コンピューター断層撮影）検査の画像を見て、「ここに水があります」と説明を受けただけでした。

しかし、体内に多量の水がたまるのは、たいていがんの末期だと私は思っていました。義父や親戚の人などが、がんの末期になったときに、おなかに水がたまったのを知っていたからです。病院でもそれを疑ったらしく、水を抜いたときに腫瘍《しゅよう》マーカー（がんになると血液中にふえ、がんの診断の指標となる物質）の検査も受けました。

その結果、ＣＡ１２５という腫瘍マーカーが、２８７７Ｕ／mlと異常に高いことがわかったのです（基準値は35Ｕ／ml以下）。胃の内視鏡《ないしきょう》（体内を直接見る医療機器）検査や大腸検査も受けましたが、それらでは異常が見つかりませんでした。そのため、病院では婦人科系のがんを疑ったようです。

その病院には婦人科がなかったので、地域の公的病院を紹介され、5月15日に行きました。すると、ＣＴ検査、ＭＲＩ（磁気共鳴画像診断《じききょうめいがぞうしんだん》）検査、ＰＥＴ《ペット》（陽電子放出断層撮影《ようでんしほうしゅつだんそうさつえい》）検査を1週間おきに受けたあと、くわしい説明もないまま「腹膜《ふくまく》がんです」といわれました。腹膜とは、腹部の臓器全体をおおう膜だそうで、そこにがんができているというのです。そして、「ステージⅣ（4期）で、このままだと、もうすぐ痛みが出て余命6ヵ月」ともいわれました。

どこにどんなふうにがんがあるのかなど、画像での説明などはなく、腹膜がんという名前も初めて聞くのでとまどいましたが、命が残りわずかであることはわかりました。

おなかに水がたまっているとわかったときから、「おそらくがんの末期だろう」という覚悟はしていたので、取り乱したりすることはありませんでしたが、どういう状況なのかがよくはわかりませんでした。そこで、医師にもう少し話を聞くと、「このままだと」というのは、「抗がん剤を使わないと」という意味だったようです。

がんの場所がハッキリする前は、手術や放射線の話も出ていたのですが、腹膜がんとわかったときから、抗がん剤の話しか出なくなりました。がんの状態がわかったことで、手術や放射線療法の対象ではなくなったのだろうと解釈しました。つまり、抗がん剤が唯一の治療法というわけですが、私はそれを受けるのには抵抗がありました。昔、母が脳腫瘍《のうしゅよう》を患《わずら》ったことがあり、そのときに抗がん剤治療ですごく苦しむのを見ていたからです。

夫と息子たちには、「どうせ何をしても助からないから、抗がん剤治療だけは受けたくない」と伝えました。心配した息子たちから、「関西に抗がん剤を使わない治療をしているところがあるようだから、行ってみたら」とすすめられて行ってみました。しかし、その治療法には納得できなかったのに加え、6月になると、また水がたまったらしく、おなかがふくらんできて、新幹線に乗るのもたいへんだったので、関西での治療はやめました。

けっきょく、「抗がん剤もやってみなければわからない」と家族に説得され、公的病院の医師からも決定を迫られるような形で抗がん剤治療を承諾し、6月20日から抗がん剤治療を受けることになりました。

「ここも、ここも消えている」

そんななか、7月初めに、夫が書店で済陽高穂《わたようたかほ》先生の食事療法の本を見つけてきてくれました。読むとよさそうな治療法に思えたので、自分なりの方法で野菜・果物ジュースを飲み始めました。

家電量販店で、成分をこわしにくいといわれるスロージューサーを買い求め、それでジュースを作ることにしました。

ジュースは、一日に合計2リットル、朝起きたときと朝食時、昼、夜に500ミリリットルずつ飲みます。材料は、朝と晩はニンジン2~3本とレモン3個、リンゴ、セロリまたはコマツナ、トマト、パプリカ、葉付きのカブ、オレンジかグレープフルーツなどです。昼はブロッコリーをまるごと1個にキャベツ、リンゴ、オレンジを加えて作ります。

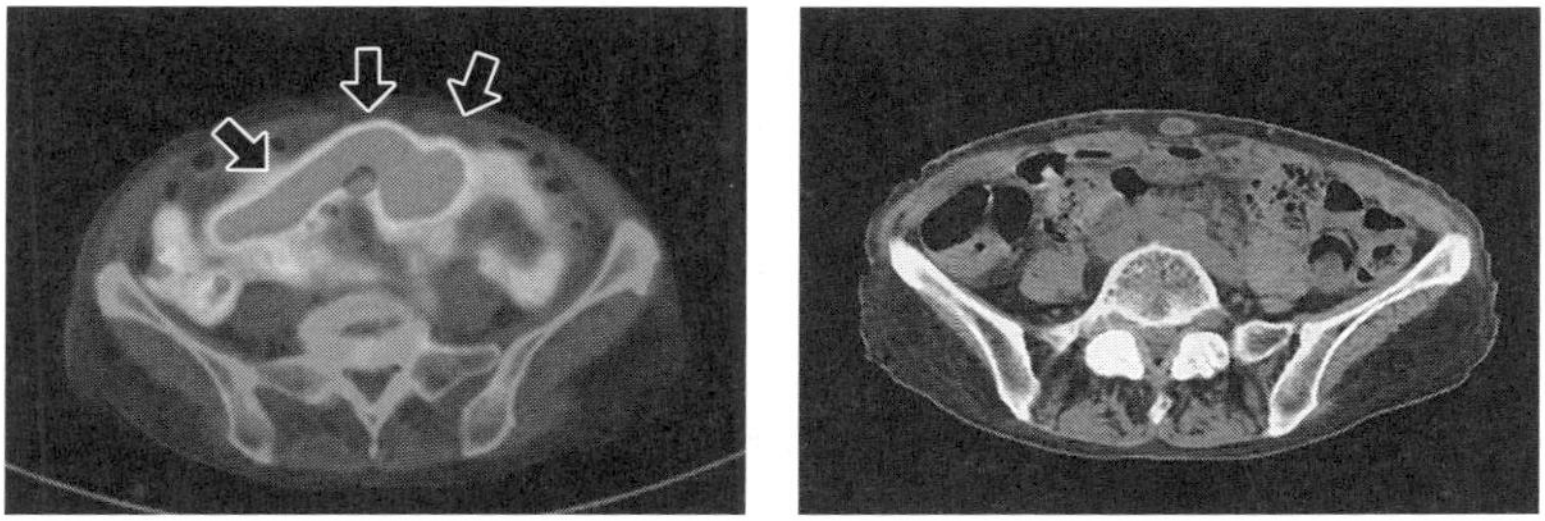

2019年５月のPET-CT画像（左）では腹膜にがんが認められたが、同年９月には消失した（右）

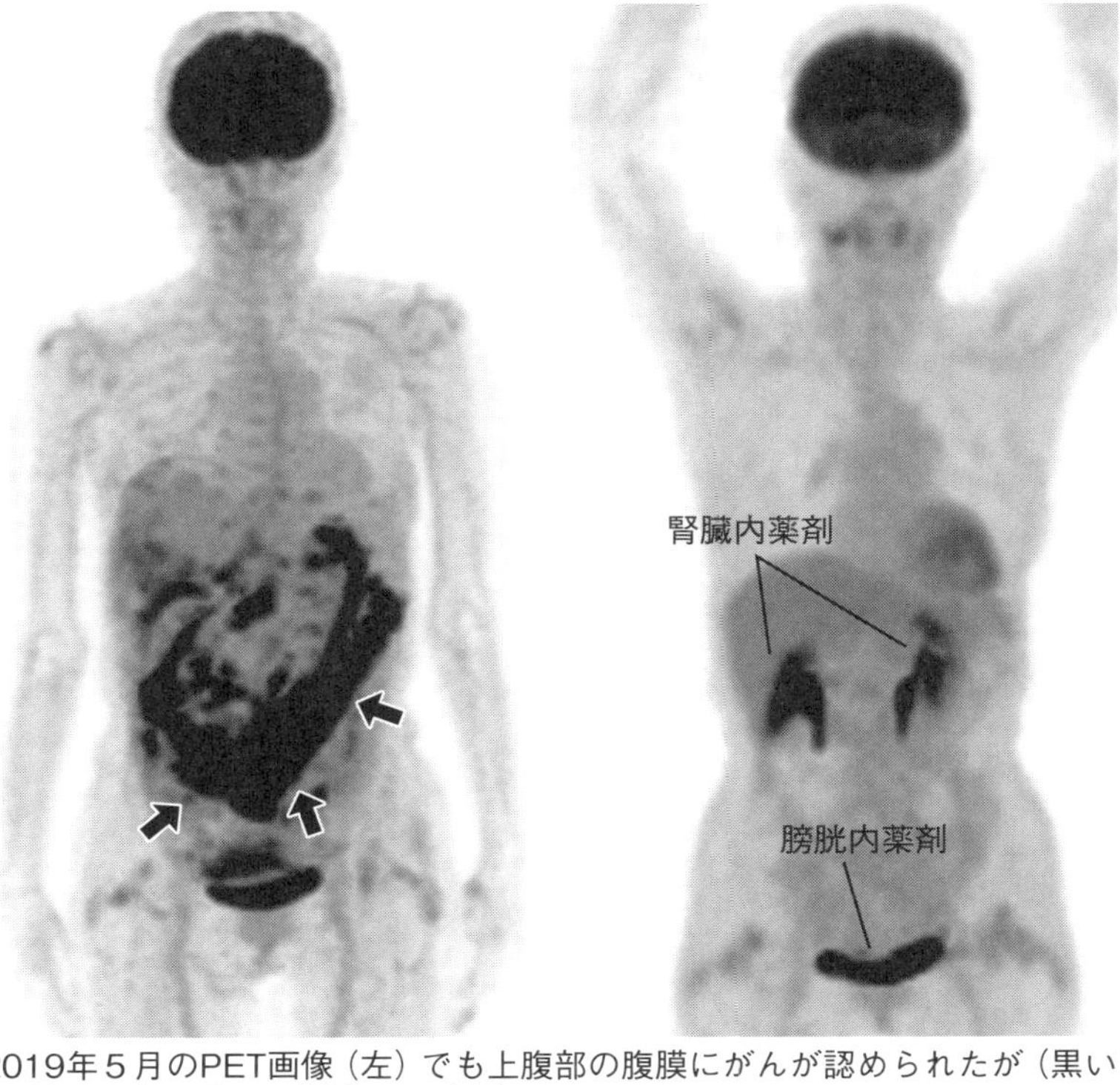

2019年５月のPET画像（左）でも上腹部の腹膜にがんが認められたが（黒い部分）、同年９月には消失した（右）

ジューサーは、使うたびに組み立てたり、使用後に掃除したりという手間がたいへんなのですが、それをすべて夫がやってくれるので、ありがたい限りです。

このように野菜・果物ジュースを飲んでいたおかげか、抗がん剤の副作用は、思ったほどひどくありませんでした。吐《は》きけはほとんど感じることなく、食事をとることができ、脱毛や倦怠感《けんたいかん》はそれなりにあったものの、心配していたよりずっと軽かったのです。抗がん剤の種類の違いや進歩もあるのかもしれませんが、私と夫は、野菜・果物ジュースのおかげが大きいのではないかと思いました。

自分なりに食事療法を続けながら、9月に西台クリニックに行って済陽先生の診察を受けました。公的病院から、検査画像を含む診療データを持参したのですが、実はそのとき初めて、当初の自分のPET画像を見たのです。公的病院では見せてくれなかったので、どこかにがんが1ヵ所あるのかと思っていたら、数え切れないほど広がっていたのでびっくりしました。

ところが、そのときに西台クリニックで撮ったPET画像は、すっかりきれいになっていました。済陽先生が二つの画像を比較して、「当初と比べてここも、ここも消えている」と教えてくれました。

西台クリニックに行ったのは、予定の抗がん剤治療6クールのうちの5クールめをやる少し前でした。済陽先生から「抗がん剤はもうへらすか、やめてもよいのではないか」との提案があり、公的病院に伝えたところ、５クールめは量をへらし、６クールめは行わないことになりました。

２８７７Ｕ／mlあったＣＡ１２５は、７月に入ると１１２１Ｕ／ml、８月に38Ｕ／mlと急速に下がり、西台クリニックに行った９月には９Ｕ／ml台と基準値内になりました。

抗がん剤の副作用もほとんどなく体調は良好

画像上のがんがほとんど消えたとはいえ、油断はできないので、済陽先生の指導を受けて、さらに本格的な食事療法を続けました。ジュースを飲み続ける一方で、無農薬の玄米《げんまい》を取り寄せたり、無農薬の野菜をたっぷり食べたり、朝は全粒粉《ぜんりゅうふん》（胚芽《はいが》成分を含む小麦粉）のパンにしたりしました。卵は平飼いのニワトリが生んだものにしています。

旬《しゅん》の魚、アジ・イワシなどの青魚、むきガレイ、サケなどを焼き魚やホイル焼きなどで食べます。最近は減塩しょうゆを少しだけ使うこともありますが、最初の1年くらいは完全に無塩にしました。昼食には、済陽先生の本に載っていた全粒粉のキノコスパゲティなどを、たっぷりのキノコを入れて作ることもあります。

腫瘍マーカーは、その後も少し下がって、10月には８・１Ｕ／mlになりました。しかし、検査

北浜さんの腫瘍マーカー（CA125）の推移

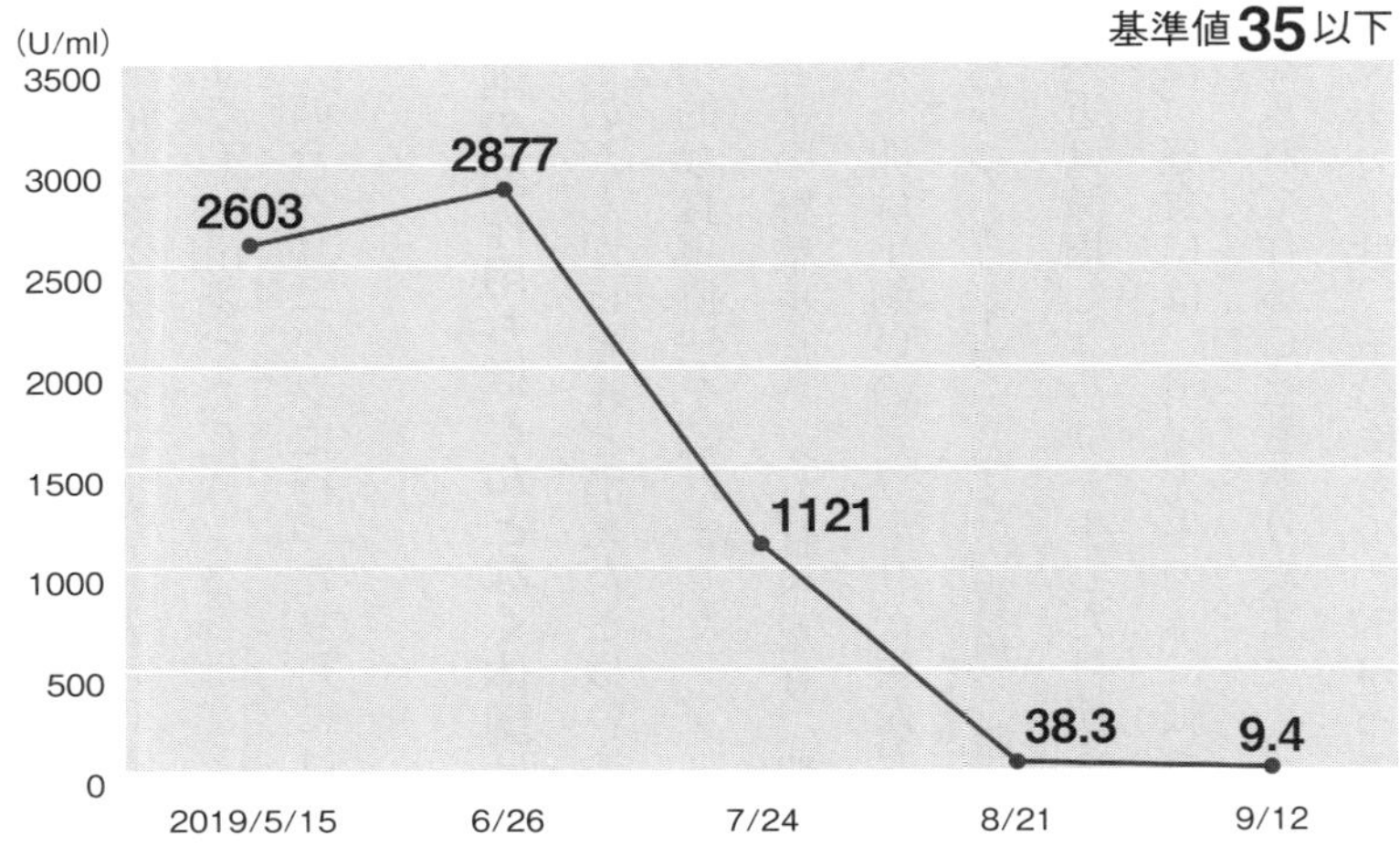

画像ではわかりにくいものの、公的病院では「原発巣《げんぱつそう》（最初にできたがん）はまだわずかに残っている」との診断でした。そのせいか、2020年6月には腫瘍マーカーがやや上がり始め、9月に30U／mlほどになりました。

基準値の範囲内とはいえ、用心のためにということで、リムパーザという作用の弱い抗がん剤を飲み始めました。これを飲んでいると、腫瘍マーカーは10U／ml前後に落ち着きます。副作用はほとんどなく、体調は良好に保てています。

無農薬野菜は宅配をたのんでいますが、それとは別に、ドライブがてら夫とよさそうな野菜や玄米、卵などを探しに行くなどして、楽しみながら続けています。

自分なりに調べたところによると、腹膜がんは比較的治りにくいがんのようです。そのむずかしいがんが大きく広がっていたのに、抗がん剤と食事療法でほとんどが消え、余命宣告を大きく超えて生きられたことは、本当にありがたいことだと思っています。

また、たいへんなジュース作りをやって支えてくれる夫のサポートがなければ続けられなかったと思うので、夫には心から感謝しています。

最近、私と同じ年齢の女性歌手が腹膜がんのステージⅣであることを公表されました。年齢も状況もそっくりなので、がんばってほしいと応援しています。私自身、まだ油断ならない状況で、いつどうなるかはわかりませんが、できる限りがんばろうと思います。

済陽先生のコメント

北浜さんの成功のポイントは、以下の三つが考えられます。

❶抗がん剤と食事療法の併用
❷徹底した野菜・果物ジュースの飲用
❸楽しみながら続けていること

北浜さんのように、「親族が抗がん剤治療で苦しむのを見たから受けたくない」とおっしゃる患者さんはときどきいらっしゃいます。しかし、抗がん剤も日々進歩し、患者さんと医師との関係性も時代とともに変わっていて、いまは薬が合わないときやつらいときには、調整できます。可能な限り適切な抗がん剤治療と食事療法を組み合わせるほうが、より効果的にがんを治療できます。北浜さんの場合、結果的に両者を併用されたことは、大きなポイントでした。

無農薬など厳選した材料で作った野菜・果物ジュースを、徹底して大量に飲まれたことも、病状の劇的改善を招くカギになったでしょう。

また、よい素材をご主人とともにドライブがてら探しに行くなど、その後も楽しんで続けていらっしゃることも、引き続きよい状態を保つポイントになっていると思われます。

半年間の抗がん剤治療が終了し、その後は野菜・果物ジュースを毎朝1リットル飲み続け、1年半後の検診では、画像所見、腫瘍マーカーともに正常化し、寛解《かんかい》状態となっています。

膵臓がんが肝臓に転移して余命7～8ヵ月といわれたが8年以上たっても原発巣が大きくならずほかの転移もなし

山科隆一《やましなりゅういち》（仮名）　会社経営・72歳

相手が「この人は近いうちに死ぬな」と思っているのが自分でもわかった

２０１３年10月、65歳のとき、私は日帰りの人間ドックの超音波検査で「膵臓《すいぞう》に嚢胞《のうほう》のようなものがあるので、大きな病院で診《み》てもらうように」といわれました。その人間ドックは、ずっと毎年受けてきたのですが、そんな指摘を受けたのは初めてでした。

さっそく公立病院に行って検査を受けましたが、ハッキリしたことがわからなかったようで、再検査を受けました。それでもなかなか明確な診断が出ず、12月にさらにくわしい検査を受けた結果、膵臓がんと診断されたのです。

そのときの診断では、がんは膵臓の頭部（右側のふくらんだ部分）にあり、１・２～１・３センチ程度とのことでした。外科の医師からは「ステージⅠ（１期）の軽いもの。生存率95％くらいで、手術も間違いなく成功するだろう」といわれました。膵臓の頭部を３分の２ほど切除するので、「手術自体は大きな手術で10時間ほどかかる」との話でした。膵臓がんといわれて、妻は号泣していましたが、私は「そんなに軽いなら大丈夫だろう」と思い、それほど心配もしていませんでした。

2014年3月に、手術を受けました。昼ごろから手術が始まり、10時間ほどかかるので、麻酔から覚めたら夜になっているはずでした。ところが、私が目覚めたとき、まだ明るい時間帯だったのです。「おかしいな」と思って看護師さんにたずねたところ、「もう終わった」といいます。

その理由は、すぐには説明されませんでしたが、私がしつこく主治医にたずねると、3日後くらいに教えてくれました。開腹したところ、膵臓がんが肝臓《かんぞう》に転移していたというのです。そこで、肝臓の転移巣《てんいそう》と胆嚢《たんのう》は切除したものの、膵臓は何もせずに閉じたそうです。

転移がんがあるときには、原発巣《げんぱつそう》（最初にできたがん）には手をつけないのが原則とのことで、私の場合も手をつけずに閉じるしかなかったようです。肝臓に転移していたので、当初いわれていたステージⅠから、いっきにステージⅣb（4期の末期）になりました。

あとから妻に聞いたところでは、この時点で妻は主治医から「余命7～8ヵ月と考えられる」といわれたそうです。「抗がん剤を使ったら、どのくらい違いますか」ときいたところ、「せいぜい1～2ヵ月」という返事だったとのことでした。

妻は、がんの診断時にも増して、大きなショックを受けたようです。私自身、「肝臓に転移」「原発巣の切除手術は不可能」と聞くと、さすがにショックで、気持ちが落ち込みました。

しかし、少し時間がたって落ち着くと、「来るべきものが来た」という一種の開き直りのような気持ちが湧いてきました。というのは、それまで私は、仕事上のつきあいや社員との交流などで、かなり飲酒量が多かったからです。「自分が長年、そういう生活習慣を続けてきたのだからしようがない」と思いました。

だからといって、あきらめたわけではありません。もちろん、何をやっても助からないかもしれないし、助からない可能性のほうが高いのだろうとは思いました。それでも、「とにかくあきらめないで、やれることをやろう」と決めたのです。

がんと診断される数年前に、私は脳梗塞《のうこうそく》（脳の血管がつまる病気）で倒れました。そのときも、同じように「あきらめないで、できることをやる」という姿勢で病気を克服しました。事業においても、何度も危機がありましたが、同じようにあきらめずに取り組んで、継続・発展させることができました。相手ががんであっても、同じようにしようと考えたのです。

手術後には、抗がん剤治療が開始されました。最初は、膵臓がんの薬であるジェムザールの点《てん》滴《てき》を受けましたが、体に合わなかったようで、血小板《けっしょうばん》（止血に必要な成分）がへってきたため、

2～3週間で中止になりました。

ちょうどそのころ、代表的な抗がん剤の一つであるTS1という薬の改良型ができたとのことで、「治験《ちけん》（医薬品や医療機器の承認を得るために行われる臨床試験）に参加しませんか」とお声がけいただき、この薬を使うことになりました。

その新薬を飲み始めたところ、吐《は》きけや食欲不振などの副作用が強く、体重がどんどんへって、身長171センチで68キロだった体重が、数ヵ月で56キロになってしまいました。やせ衰《おとろ》えて洋服がブカブカになり、手を握る力さえなくなって、しかも抗がん剤の副作用なのか、肌がどす黒くなっていました。このころ、私に会った人は「この人は近いうちに死ぬな」と思ったでしょう。相手にそう思われていることが、私にもわかりました。

「ちょっと医学的にあり得ない症例」

話は少し前後しますが、手術後に退院して、抗がん剤治療を行いながら、私は妻とともに北海道に行きました。がんの食事療法などを指導している医師が札幌にいることがわかったので、会いに行ったのです。その医師のことは、入院中に売店で買った本で知りました。

その先生が、東京でがんの食事療法の指導をされている済陽高穂《わたようたかほ》先生のことを教えてくださったのです。そこで、今度は済陽先生の本を買い込んできました。本を読んで、妻が作ってくれた野菜・果物ジュースを飲み始めました。また、海藻に含まれるフコイダンがよいと聞き、そのサプリメント（栄養補助食品）も飲み始めました。

まだ、本格的な食事療法を始めたわけではありませんでしたが、野菜・果物ジュースとフコイダンを飲んでいたおかげで、抗がん剤の副作用がきついとはいえ、乗り切ることができたのだと思います。

野菜・果物ジュースを飲みながら、抗がん剤治療を続けていた2014年5月末、西台クリニックで診察と食事指導を受け、本格的に食事療法を開始しました。

野菜ジュースは無農薬のニンジン5～6本をベースに、グレープフルーツ、キャベツ、コマツナ、リンゴなどとレモンを入れて、一日に1・5リットルを500ミリリットルずつ3回に分けて飲みました。当初、レモンは一日に3個入れていましたが、済陽先生から指導されて、一日5個にふやしました。膵臓がんには、とくに大量のレモンをとるのがよいそうです。

その後2～3年間、レモンは毎日5個入れてジュースを作りました。国産レモンを使ったので、入手はたいへんでしたが、妻が苦労して調達してくれました。

私が出張に行ったときは、妻が新幹線でジュースを届けてくれることもありました。命がかかっているると思って、妻も私も必死だったのです。

ほかの料理も、済陽式がんの食事療法の基本に忠実に行いました。牛肉・豚肉は食べず、鶏肉を食べますが、それも脂肪《しぼう》の少ないささみや胸肉が中心です。魚は、マグロ・カツオはさけて、白身魚やサケにしています。

ゆでただけのダイコン、ニンジン、サトイモ、カボチャ、ブロッコリーなどもよく食べました。昼か夜、一日1回だけ卵料理を食べ、最初のうちはそれがとても楽しみでした。

調理は無塩が基本といわれたので、塩は一切使いません。最初は味けなかったのですが、慣れると素材の味がわかっておいしいものです。妻もいっしょに味つけなしの料理を食べてくれました。それはいまも続いています。わが家ではもうずっと塩は買っていません。

こうして食事療法を続けて1年ほどが過ぎたころ、済陽先生にすすめられて高濃度ビタミンCの点滴を月に2回、受け始めました。食事療法とビタミンCの点滴を続けていたところ、気がつくと、むくみが取れて、疲れにくくなっていました。抗がん剤の副作用でどす黒くなっていた顔も、白くきれいになってきました。

けっきょく、抗がん剤治療は、治験薬を2年続けました。副作用がひどくてやめる人が多かったようで、「この薬をこんなに続けられる人はいない」といわれました。その後、通常のTS1

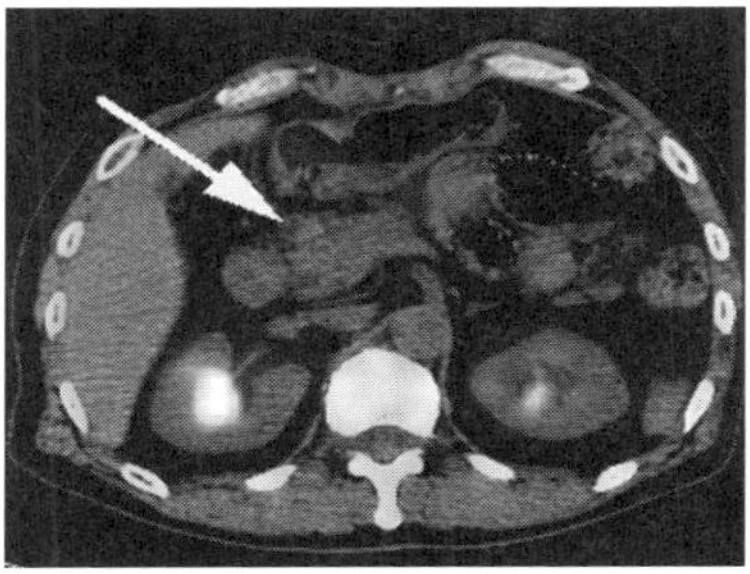

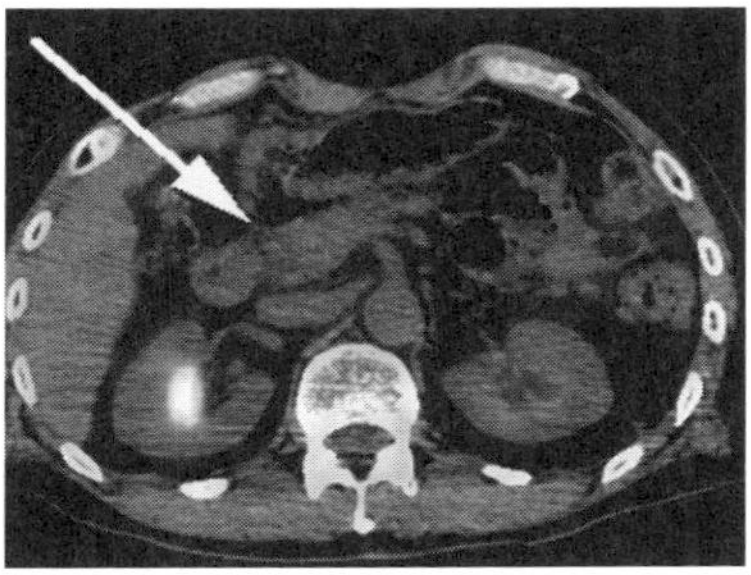

2014年６月のPET-CT画像（左）の膵臓の原発巣は2015年11月の同画像（右）でも大きくなっていない

も1年半ほど飲みました。

こんなに抗がん剤を続けられたのは、やはり食事療法をやっていたからだろうと、自分では思っています。抗がん剤を続けることができたからか、食事療法を続けたおかげか、おそらくその両方だと思いますが、膵臓の原発巣の大きさはずっと変わりませんでした。

ほかのところに転移が見つかることもなく、長期間、原発巣の大きさも変わらないので、何度か「いまなら手術できますよ」とすすめられたこともあります。しかし、そのころになると私も妻も、「手術して体力を落とすよりは、このまま食事療法を続けていきたい」と思うようになり、手術は断りました。

定期的に検査は受けていますが、その後も原発巣の大きさは変わっておらず、転移もありません。昨年、CT（コンピュータ断層撮影）検査の結果で、「少し進行したのではないか」

といわれて心配しましたが、検査機器の変更に伴《ともな》うものだったようで、けっきょくは変わりありませんでした。公立病院では、「ちょっと医学的にあり得ない症例」などといわれています。

いま振り返ると、実践するにはたいへんなこともありましたが、食事療法を行って本当によかったと思います。並々ならぬ苦労をして食事を作ってくれる妻には、心から感謝しています。

現在は一日1万歩のウオーキングをし、好きなゴルフも楽しんで、充実した生活を送っています。この先、悪化することもあるかもしれませんが、それはそれでしようがないという心境です。油断はせずに食事療法を続け、一日一日を大切に生きていきたいと思っています。

済陽先生のコメント

山科さんの成功のポイントは、以下の三つが考えられます。

❶あきらめない決意と熱心な実践

❷レモンの大量摂取《せっしゅ》

❸食事療法と運動の継続

がんの食事療法の大きなポイントになるのが、山科さんのような「あきらめない決意」を持つということです。「手術などの標準治療ができないから望みがない」と思い込まず、ある種の粘り強さをもって食事療法に取り組むことが成功のカギとなります。

済陽式がんの食事療法では、通常、レモンは一日2個とるようにすすめています。しかし、とくに膵臓がんの場合には、レモンを多めにとると成功する確率が高まることが経験的にわかっています。そこで、山科さんにも一日5個という大量のレモンの摂取をすすめました。結果的に、それががんの勢いをそいだ部分は大きかったと推測できます。

8年以上たつ現在も、基本を変えずに食事療法を続けていること、血行をよくするのに役立つ運動を心がけていることも、再発や転移を防ぐ大きな力になっているでしょう。

全身の骨に転移したステージⅣｂの前立腺がんがほとんど消えて12年経過しても健康そのもの

五十嵐《いがらし》　潔《きよし》（仮名）　団体役員・77歳

４ng／ml以下が基準値のＰＳＡがなんと３４７９ng／ml

２００９年、65歳のとき、５月に入ったころから、私は就寝時に背中の違和感を覚えるようになりました。その違和感のために、夜中の2時、3時まで眠れないこともたびたびありました。痛いわけではないのですが、気になって5月中旬に、かかりつけの内科へ行き、X線撮影、内視《ないし》鏡《きょう》（体内を直接見る医療機器）検査、超音波検査、血液検査などを受けました。

画像検査によって前立腺《ぜんりつせん》が少し大きく映っていることがわかり、２回めの血液検査を受けたところ、前立腺がんの腫瘍《しゅよう》マーカー（がんになると血液中にふえ、がんの診断の指標となる物質）であるＰＳＡが、３４７９ng／mlというとんでもない高さであることがわかったのです（基準値は４ng／ml以下）。

かかりつけの医師からは、「前立腺がんで9分9厘は骨に転移している」といわれました。すぐに大学病院を紹介していただき、以後はそちらで治療を受けることになりました。

当時は、会社を定年退職してから7～8年めで、私は友人の誘いで地元の消防団に入って元気に活動しており、がんといわれても、まったく実感が湧きませんでした。

それでも、その日の帰宅後は、いわゆる「終活」のような感じで、関係書類をファイリングするなどして身のまわりを整理しました。自分が亡くなっても、妻が困らないようにだけはしておこうと思ったのです。

5月の下旬、大学病院でMRI（磁気共鳴画像検査《じききょうめいがぞうけんさ》）、CT（コンピュータ断層撮影）検査、生検（少量の組織を採取して調べる検査）などを受け、前立腺がんという確定診断が下りました。さらに、放射線を発する物質（アイソトープ）によって骨にがんが転移しているかを調べる「骨シンチグラフィ」という検査を受けた結果、「全身の骨に転移している」といわれました。

検査画像を見ると、素人目《しろうとめ》にも数え切れないほど転移があるのがわかりました。かかりつけ医の「9分9厘、骨に転移している」という見立ては正しかったのです。

診断はステージⅣb、つまり、4期の末期で、「三大治療である手術、放射線、抗がん剤は適応不可。ホルモン療法でやるしかない。あとは骨の転移が広がらないようにゾメタの点滴《てんてき》を行う」という治療方針が立てられました。ゾメタとは、多発性骨転移に使われる代表的な薬だそうです

（一般名：ゾレドロン酸）。

そこまでいわれても、まだ私には、病状の深刻さがピンときていませんでした。ちょうどそのころ、ＰＳＡが９６００ng／mlの前立腺がんを克服したという人が講演会や執筆活動を行っているのを見聞きしたので、まだ何とかなるのではないかと思っていたのです。

治療方針が決まったあと、初めて行った外来で、主治医から「前立腺がんの5年生存率は90％以上あるから、おもしろおかしく過ごしたらいいですよ。楽しいことをやっていれば免疫力《めんえきりょく》（体内に病原体やがん細胞が侵入しても発病を抑える力）も上がるから」となぐさめるようにいわれました。そのときにようやく、「これはかなりやばいのではないか」と思い始めました。

ホルモン療法を行うと、ＰＳＡは検査のたびに６１０ng／ml、２６２ng／mlと下がり、同年９月には１１９ng／mlになりましたが、その後は5ヵ月間、１００ng／ml前後を行ったり来たりとなって下がらなくなりました。このころ、大学病院の主治医から、「これからの人生について、奥さんとよく話し合ってください」といわれました。

その前後に、妻が書店で、がんの食事療法の本を見つけてきて、「これをやるだけやってみよう」と提案してくれました。その本が済陽《わたよう》高穂《たかほ》先生の著書だったのです。そこで、まずは野菜・果物ジュースを飲むことから始めてみました。

「いやあ、年を越せたねえ」

同年12月、主治医から紹介状（医療情報提供書）を受け取って西台クリニックで受診しました。PET《ペット》（陽電子《ようでんし》放出《ほうしゅつ》断層《だんそう》撮影《さつえい》）－CT検査などを受けるとともに、済陽先生から食事指導を受け、本格的に食事療法を始めることにしました。

そのときに検査の結果を見て、済陽先生が「このがんの病状にしては血液がサラサラしているね」とおっしゃったのですが、それは多分、少し前から自分なりに野菜・果物ジュースを飲んでいたからではないかと思います。

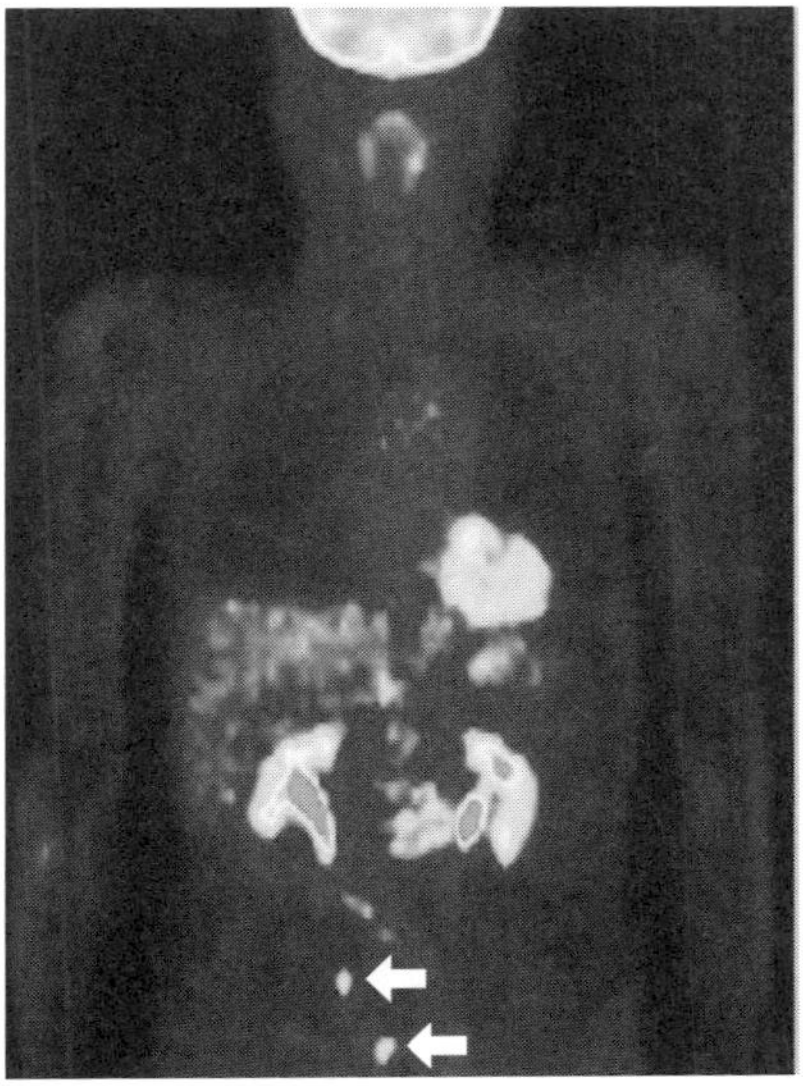

2009年12月のPET画像。骨盤2ヵ所への骨転移が認められる

翌2010年1月、大学病院の定期検査を受けたあと、主治医から「いやあ、年を越せたねえ」といわれました。そのとき、主治医の「本音」、つまり本当の病状の厳しさを知ったのです。「半年、もたないと見られていたのか」と。

食事療法は、おおむね済陽先生の指導

内容に忠実に行いました。具体的には、当時から現在に至るまで、以下のようなことを続けています。

❶無塩・無糖（できる限り。大さじ2杯のハチミツはとる。現在は当時より多少ゆるめ）
❷四足歩行動物の肉は食べない（たんぱく質源は鶏肉、白身魚、青魚）
❸野菜・果物ジュースを飲む
・朝は赤いジュース（ニンジン・トマト・レモン・リンゴ）
・晩は緑のジュース（コマツナ・キャベツ・セロリ・ブロッコリー・ピーマン・レモン・リンゴ）
❹玄米《げんまい》ごはん（玄米・発芽玄米《はつがげんまい》にアズキ・ヒジキ・雑穀をまぜる）
❺原則として外食はしない
❻禁酒
❼具だくさんの野菜スープを飲む

当初は、昼にもグレープフルーツとレモンで作る「黄色のジュース」を飲み、一日に合計2リットルの野菜・果物ジュースを飲んでいました。その後、検査結果がよくなるにつれて、済陽先生から「昼のジュースはもういいのでは？」といわれ、黄色のジュースは2014年4月まで続けてやめ、以後は朝と晩のジュースを、一日に合計700～1000ミリリットル程度飲み続けています。

レモンは無農薬、野菜は有機野菜、玄米はアイガモ農法玄米（農薬を使わずにアイガモに雑草を食べさせる農法で作った玄米）を選び、前立腺がんを抑える働きがあるという大豆イソフラボンを含む大豆も、スープに加えるなどして積極的にとりました。野菜・果物ジュースを作るジューサーは、成分がこわれにくいといわれる低速のものを使いました。

妻は、西台クリニックで開かれているがん患者向けの料理教室に通ったこともあり、その情報も生かして料理を作ってくれました。がんの食事療法は、味けなくて続けるのに苦労する人もいると聞きますが、私はもともと素材を味わうのが好きなことと、食べ物のなかった終戦直後に育ったこともあって、まったく苦になりませんでした。

もちろん、妻が工夫してくれたおかげでもあります。制限の多い食事を作り続け、自分もいっしょに食べてくれる妻には本当に感謝しています、一人だったら、食事療法は続けられなかったでしょう。

こうして食事療法を続けるとともに、エビオス錠、タウリンやアリナミンのサプリメント（栄養補助食品)、漢方薬などを、済陽先生の指示で主治医に調合してもらって飲みました。現在はエビオス錠だけを続けています。

画像に残っているのは傷跡のようなものだけ

このような食事療法を始めたところ、100ng/ml前後から下がらなかったPSAが、次の検査でストンと49ng/mlに下がりました。とてもうれしく、食事療法を始めてよかったとつくづく思いました。

その後もPSAは下がったものの、2011年にまた7~8ng/mlくらいで停滞しました。そのとき、済陽先生からのアドバイスで実行したのが、「だしの素《もと》」をやめることでした。だしの素は、塩辛くなくても塩分(ナトリウム)を含んでいるそうです。

だしの素の使用をやめると、PSAは停滞していた壁を再び突破し、2012年1月、ついに基準値以下の2ng/ml台になりました。

検査画像で見る病巣《びょうそう》は、徐々に減少・縮小し、薄くなりつつもまだ残っていますが、自覚症状は何もなく、良好な体調を保って発病から12年が経過しました。大学病院では、画像に残っているのは「傷跡のようなもの」といってくださる医師もいます。実際に元気で過ごしているので、

五十嵐さんの腫瘍マーカー（PSA）の変化

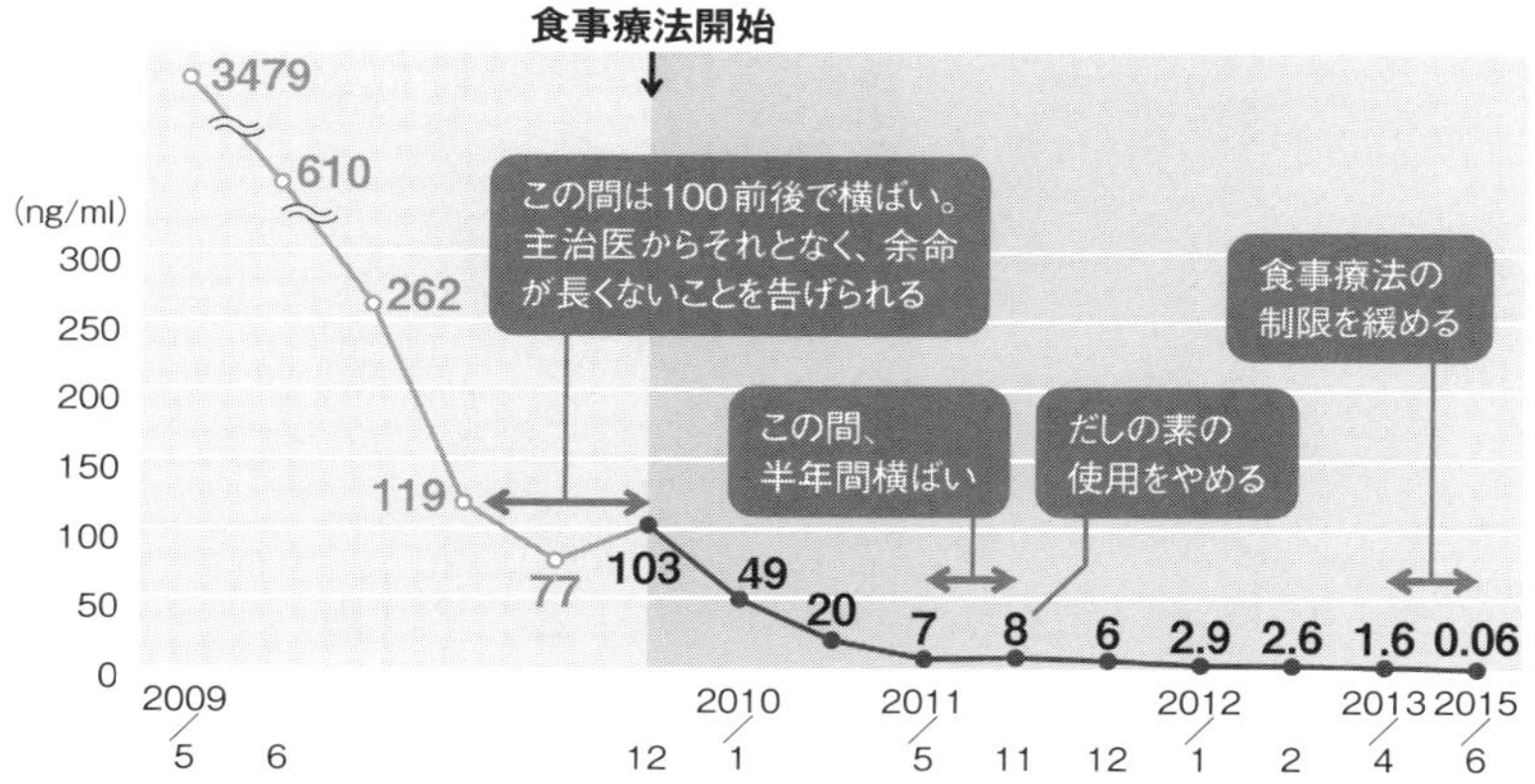

「確かに傷跡にすぎないのだろう」と、自分の都合よく解釈しています。

ちなみに、骨転移巣の治療として受けていたゾメタによる治療は、始めて2年くらいでやめました。というのも、そのとき、併行して歯の治療を受けていました。ムシ歯のために左下の奥歯を抜歯したのですが、ゾメタの影響で、あごの骨が壊死《えし》する（体の組織や細胞が局部的に死ぬこと）病気になってしまったのです。

もともとゾメタによる治療と、歯の治療を同時に行うのはよくないそうです。そのため、ゾメタをやめて、あごの病気は2年ほど口腔外科《こうくうげか》に通って治療しました。そんなわけで、ゾメタをやめたにもかかわらず、骨転移はふえることなく、じわじわ軽減していったのです。

あごのトラブルだけはあったものの、私は抗がん剤が使えない病状だったゆえに、ひどい副作用に悩まされることもありませんでした。「かえって運がよかったかもしれない」と、いまでは思っています。

そして、ホルモン療法と食事療法を併せて行ったことが、ベストの選択だったとつくづく思います。食事療法は、「治療を受け入れる体の環境」をつくるために効果があったと感じています。同じ食事をいっしょにとっている妻も、毎朝、お通じがあるなど、良好な体調を保っています。

ちょうどがんが見つかる前後に、私は美術大学の夏季公開講座に通って絵を描き始めました。現在は、展覧会に出す絵を描くなど、充実した日々を送っています。こんなことが楽しめるのも、元気な体を保っているからこそです。

済陽先生のコメント

五十嵐さんの成功のポイントは、以下の三つが考えられます。

❶ホルモン療法と食事療法の併用
❷ご家族の協力と食事の工夫
❸だしの素をやめたこと

五十嵐さん自身もいわれているとおり、ホルモン療法と食事療法の併用は大きなポイントです。がんが一定以上進むと、食事療法単独での改善はむずかしくなります。標準治療（三大療法＝手術・放射線療法・抗がん剤）にも限界があり、両者を組み合わせることで大きな効果が生まれます。

また、奥様の協力、とくに食事療法についてしっかり学んでの料理作りは大きな力になりました。さらに、前立腺がんに効果的な大豆を積極的にとる、アイガモ農法の玄米を選ぶなど、工夫して熱心に食事療法を続けたことも、成功につながるポイントだったといえるでしょう。

そして、ようやくひとけた台にまで下がったＰＳＡが、あと一歩のところで正常化しなかったとき、それまでナトリウム（塩分）源だと気づかずにとっていた「だしの素」をやめることがポイントになりました。私自身、このような例は初めてで、貴重な体験となりました。

父の鼻の中にできた悪性黒色腫が1年で完全に消え10年たっても再発せず80代でもいたって元気

風間亜希《かざまあき》（仮名）　会社員・57歳

ステージⅢに近い進行性の皮膚がん

私の父は、72歳だった2011年に、悪性黒色腫《あくせいこくしょくしゅ》という皮膚がんの一種と診断されました。進行がんでしたが、当時の最新の医療と済陽高穂《わたようたかほ》先生が考案された食事療法を組み合わせることで、危機を乗り切り、いまも元気です。その経過を私からお話ししたいと思います。

2011年2月、父はかかりつけの耳鼻咽喉科《じびいんこうか》へ行きました。何か症状があったわけではなく、毎年使っている花粉症の薬を、その年は花粉が多いと聞いたので、早めに処方してもらおうと受診したのです。

すると、耳鼻咽喉科の先生が、「鼻の中が普通ではない。大きな病院に行くように」とおっしゃって、地域の公的病院への紹介状（診療情報提供書）を書いてくださいました。

それを持って公的病院に行くつもりでしたが、機会をうかがっているうちに東日本大震災が起こり、私たちの住む地域も大きな被害をこうむりました。家の中がめちゃくちゃになって電気や水道、ガスが止まるとともに、電車もストップして病院に行けなくなってしまいました。ようやく落ち着いて病院に行けたのは、４月下旬になってからでした。すると、公的病院でも手に負えない状況だったらしく、今度は「大学病院に行ってください」と、また紹介されました。大学病院に行ったところ、「鼻の中に悪性黒色腫というがんがある」といわれました。悪性黒色腫は、皮膚の色素（メラニン）をつくる細胞やホクロの細胞ががん化した皮膚がんの一種で、メラノーマとも呼ばれるそうです。

入院して検査した結果、がんは約３センチで、ステージⅢ（３期）に近い進行がんとの診断が下ったのです。その話を、父と私と妹とで聞き、父本人はもちろん、私と妹も大きなショックを受けました。

しかし、打ちひしがれてばかりもいられません。妹といっしょに、できる対策を探すことにしました。

幸い、病院では、そのころ先進医療として登場した陽子線治療《ようしせんちりょう》が受けられるとのことでした。陽子線は放射線療法の一種ですが、奥にある患部でもピンポイントで狙《ねら》うことができ、周囲の正常な部分にほとんどダメージを与えないすぐれた治療法だそうです。

その陽子線治療を受けられるのは、とてもありがたかったのですが、それだけでは不安だったので、妹とともに情報を探しました。すると、妹が済陽先生の食事療法の本を見つけてきたのです。本を読んで、私はぜひこの食事療法を父にすすめたいと思いました。私は常々、「食べ物が体をつくる」という視点が大切だと考えていて、離れて住む娘にも食事に気をつけるようにいっていました。そんな考えにも合致する療法で、よいに違いないと直感したのです。

ほかにもいろいろな本を読みましたが、「食べ物でがん体質が改善できる」という済陽式がんの食事療法にいちばん説得力を感じました。

家族総出で料理を作り父は食事ノートをつけた

そこで、入院中からできる範囲で済陽式がんの食事療法を始めることにしました。最初は、ジューサーを病室に持ち込んで野菜・果物ジュースを作ってみましたが、かなり大きな音がするので、個室とはいえ迷惑だろうと思って断念しました。

代わりに、粉末の青汁のスティックと、500ミリリットルのペットボトル入りミネラルウオーターを何箱も父の病室に届け、一日2～3本、ミネラルウオーターに粉末の青汁を溶《と》かして飲むようにいいました。

ほかにもヨーグルト、キウイ、バナナを届け、父に毎日食べてもらいました。父自身もわらにもすがる思いだったようで、私たちが「やってね」といったことは、すべてやってくれました。7月の上旬に退院するまで、2ヵ月と1週間ほどこれらを続けました。

陽子線による治療は効果があったものの、がんは完全には消えなかったといわれて退院となりました。その時点では、病巣《びょうそう》が1・5センチ程度残っていたそうです。

退院後は、済陽先生の本に書かれているとおりにジュースを作り、無塩に近い料理を作りました。ジュースは父が自分で毎日1リットル作り、朝と昼に分けて飲みました。基本的に、ニンジン、リンゴ、レモンの三つは必ず入れ、ときどき有機栽培のコマツナを入れるなど、変化をつけました。

父は料理ができないので、料理のほうは家族総出でやるしかありません。ごはんは玄米《げんまい》にし、おかずは焼いた青魚やサケ、さまざまな野菜料理を多く作りました。

私も仕事があるので、本に掲載されていた写真のようにきれいには作れませんでしたが、キノコ炒めや、ヒジキと高野豆腐の煮物など、手早くできそうな料理を作り、家族全員で同じものをいただきました。塩やしょうゆは使わず、代わりにカツオブシや酢、ブラックペッパーなどで風味づけをします。

味が物足りないなどといっている場合ではなかったので、父も文句などはいわず、薬だと思って食べていたようです。私もいっしょに、無塩に近い食事を続けていると、意外に食材の持ち味でおいしく食べられるものだということに気づきました。

私は父に、食事ノートをつけるようにすすめました。自分では料理を作らないだけに、受け身で続けるだけでなく、食事療法を実践する意識を持ってもらいたかったからです。これは、父にとって食事療法を続けるモチベーション（動機づけ）になったと思います。

西台クリニックには、退院して約3ヵ月後の10月に行きました。父は済陽先生に直接お目にかかることで、食事療法について再確認でき、意欲が高まったようでした。以来、大学病院に年2回、西台クリニックにも年2回行きながら、食事療法を続けました。

1年後の検査で「がんが消えている」

2012年5月、西台クリニックで画像検査を受けたところ、「がんが消えている」といわれました。父自身はもちろん、付き添っていた私も本当にうれしく、「済陽式がんの食事療法に間違いはなかった。この食事療法を選んで本当によかった」と改めて思いました。

妹が探してきた本ですが、いまでも私は、いろいろながんの本があるなかで、済陽先生の本と

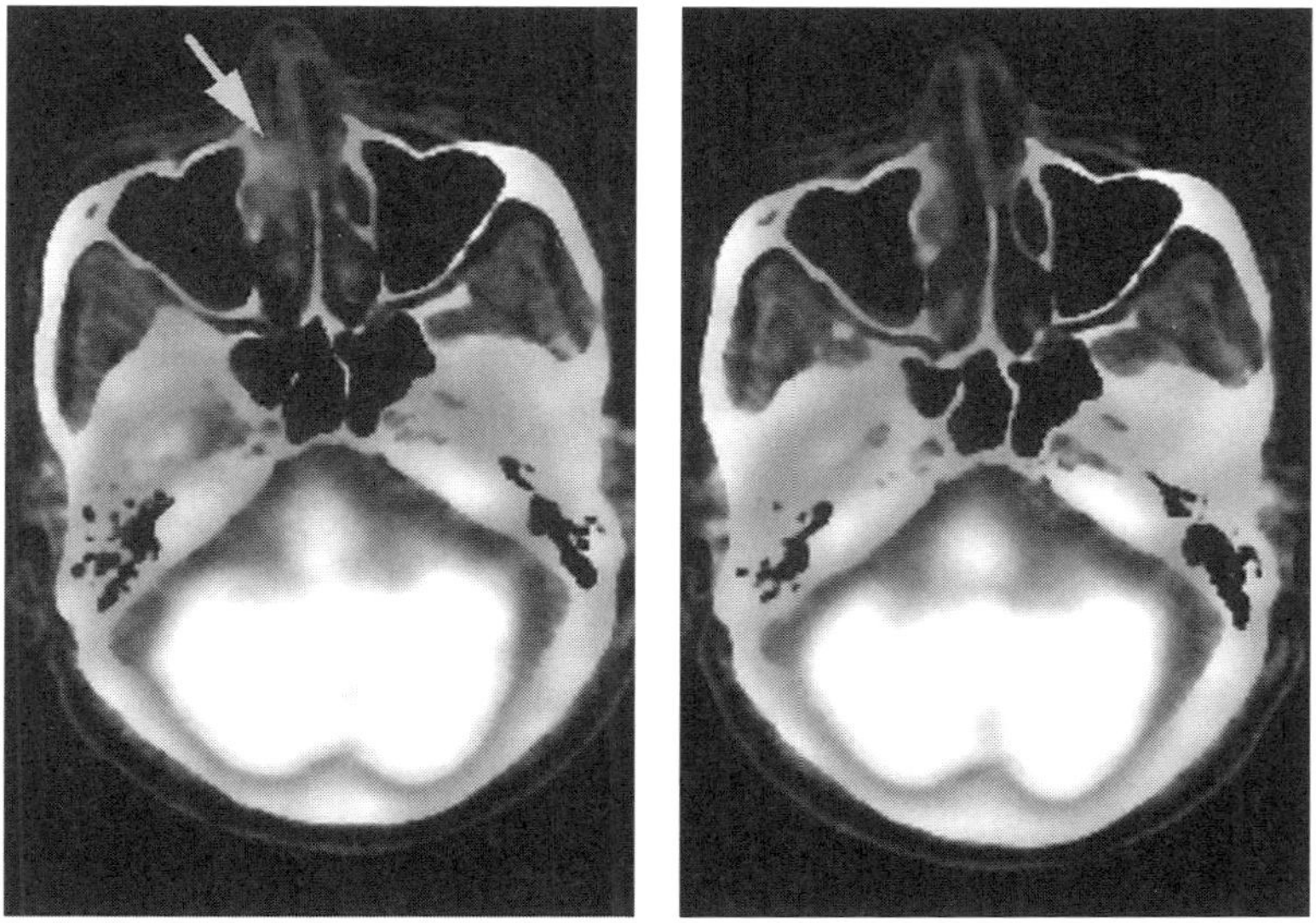

2011年10月のPET-CT画像（左）では黒色腫が認められたが、2012年５月には完全に消えた（右）

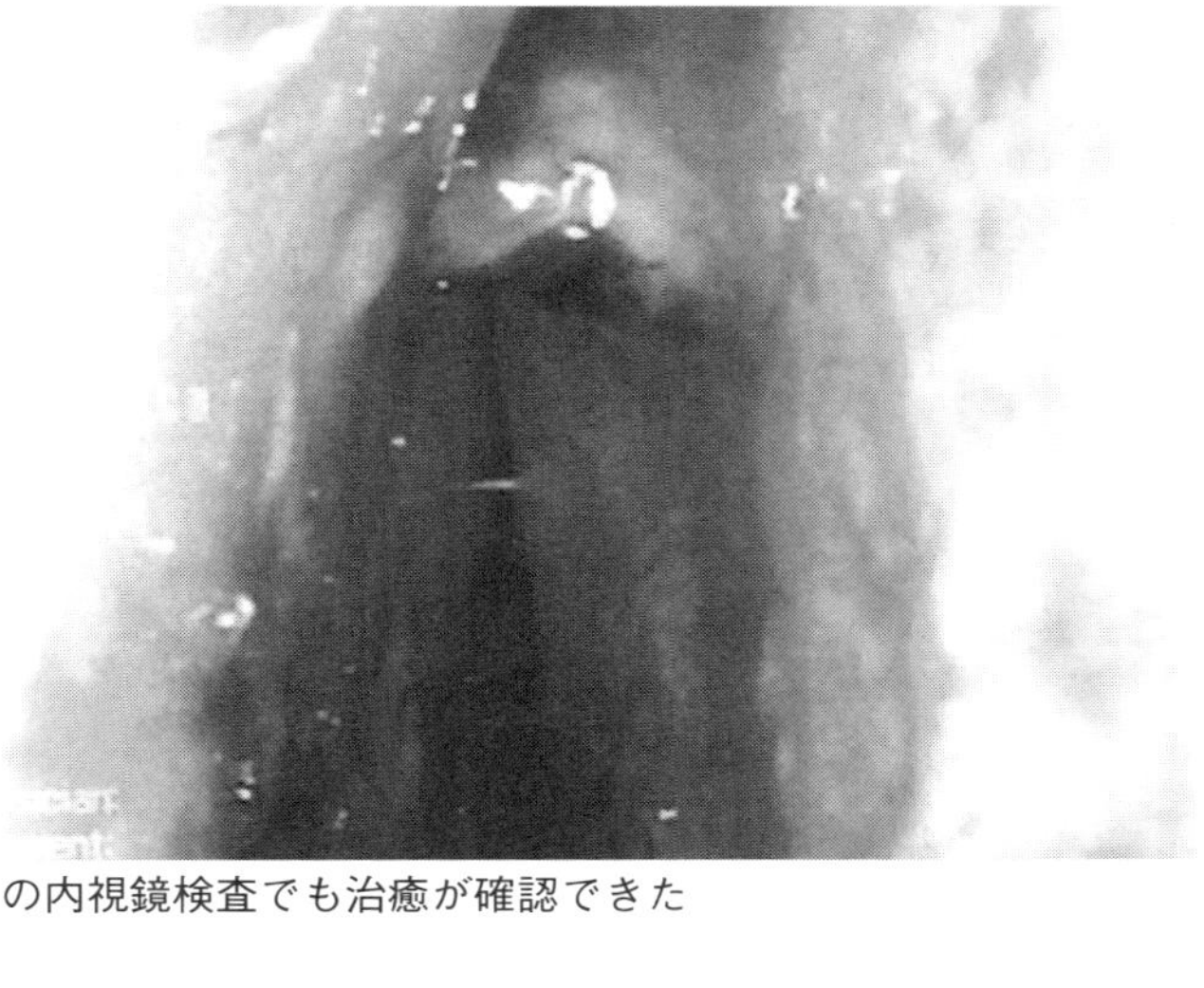

2012年４月の内視鏡検査でも治癒が確認できた

は運命の出合いだったと感じています。

食事療法は、そのまま変更なく3年くらい続けました。現在も基本的なことは変えずに、週に1度、多くて2度くらい豚肉を食べる程度で、あとは鶏胸肉と魚（青魚かサケ）、野菜料理などをとり続けています。なお、野菜は最初の3年は無農薬で、以後は減農薬にしています。

また、がんが見つかる前まで吸っていたタバコは、がんの診断と同時にきっぱりやめ、以来、吸っていません。お酒は数年間やめたあと、徐々に復活させましたが、晩酌《ばんしゃく》程度にとどめています。

いっしょに食事療法をしていたおかげか、母や私たちも血圧が安定したり、肌がきれいになったりとよいことがありました。自分でいうのもなんですが、私は娘から「お母さんの肌は20代くらいスベスベしている」といわれ、これも食事療法の成果だと思いました。

いま振り返ると、がんを克服するのに陽子線治療は欠かせなかったし、父の体力を支えるベースとして食事療法も欠かせなかったもので、二つの相乗効果が大きかったと思います。10年たっても再発もなく、父が元気で生きていられるのも、二つの治療法のおかげと感謝しています。

済陽先生のコメント

風間さんの成功のポイントは、以下の三つが考えられます。

❶陽子線治療と食事療法の併用
❷食事ノートなどの工夫
❸家族一丸となっての実践

陽子線治療は、照射後も半年くらい効果を発揮します。風間さんのケースでは、それと食事療法とが相乗的に働いて病巣が消えたと考えられます。体験手記にもあるとおり、陽子線治療だけだと体力や免疫力《めんえきりょく》（体内に病原体やがん細胞が侵入しても発病を抑える力）の落ちるおそれがあり、食事療法だけではがんへの攻撃力が不足した可能性があります。両者を組み合わせることで、ベストの効果が得られたといえるでしょう。

食事療法のノートをつけるのは、よいアイデアでした。とくに、風間さんのケースのようにご家族が主導して食事療法を行う場合、ご本人の意識づけに役立つでしょう。

このことを含め、風間さん宅では、家族一丸となって、粘り強く徹底した食事療法への取り組みを行われました。そのことが、がんの消失や再発防止につながる大きな力になったと考えられます。

付章

がんの食事療法のここが知りたいQ&A

細かい疑問点や付随して知っておきたいこと

済陽《わたよう》式がんの食事療法のやり方は第3章で紹介しましたが、そこに書き切れなかった細かい点などについて、Q&A形式で述べておきましょう。

また、食事療法に関連して、できれば持っておきたい知識(野菜の有効成分や添加物に関する知識など)についても、ここであげておきます。

Q1 ジューサーを選ぶコツはありますか?

A1 大別するとパワータイプとスロータイプがあります。好みやライフスタイルに合うものを選びましょう。

ジューサーを大きく分けると、パワージューサーとスロージューサーがあります。前者は刃が高速でスピンして素材を砕《くだ》いたあと水分をしぼります。後者は、スクリューで食材を圧縮しながらすりつぶし、水分をしぼり取るもので、スクイーズジューサーとも呼ばれます。

スロージューサーのほうが素材の有効成分を破壊しにくく、より自然な形でしぼることができ、酸化もしにくいといわれており、最近は人気が高まっています。しかし、パワージューサーに比べて、「名前のとおり回転速度が遅いので、ジュースを作るのに時間がかかる」「全体的に大型で高額」「使用や手入れに手間のかかるものが多い」などのデメリットもあります。

逆にいうと、パワージューサーは手早く作れて、手入れも比較的簡単な半面、スロージューサーに比べると成分の破壊や酸化のリスクを伴《ともな》うことになります。もちろん、比較すればということであり、野菜・果物ジュースの基本的な効果を大きく損《そこ》なうようなレベルの違いではないと考えられます。

こうした特徴を踏まえたうえで、ご自分のライフスタイルや好みに合うジューサーを選んでください。

大量のジュースを毎日、何度も作って飲むのは、予想以上にたいへんな作業です。できるだけストレスを少なくして作るには、ご自分の使いやすさを第一に考えて選んでよいのではないでしょうか。

Q2 ジュースを作り置きして飲んでもよいでしょうか？

A2 作りたてを飲むのが基本ですが、短時間ならよいでしょう。

がんの食事療法で野菜・果物ジュースを飲む大きな目的の一つは、野菜に含まれているさまざまなビタミン、ミネラル、酵素《こうそ》類、ファイトケミカル（抗酸化物質《こうさんかぶっしつ》）をとることです。これらの成分のなかには、ジュースにしてから時間がたつほど、破壊されたり酸化したりするものがあります。

したがって、できるだけ高い効果を得るために、野菜・果物ジュースは作りたてを飲むのが基本です。

ただし、作ったジュースを冷蔵庫に保管し、2～3時間のうちに飲むという程度であれば、一度に作ったものを分けて飲んでもよいでしょう。

それ以上の長時間の作り置きは、原則としてはしないようにしてください。

Q3 通勤先や外出先で手作りジュースが飲めないとき、市販の野菜ジュースで代用してもよいでしょうか？

A3 習慣化するのはさけましょう。ジューススタンドなどを利用するとよいでしょう。

前項で述べたとおり、野菜・果物ジュースの成分には、しぼったあと刻々と変化するものがあるので、それを防ぐため、市販のジュースには抗酸化剤としてビタミンCなどが加えてあります。それでもしぼりたてに比べると、やはり成分が変化してしまうのはさけられません。

また、ビタミンCはほかの人工的な添加物に比べると無害ですが、そのほかの添加物が入っているものや、糖分の多いものなどもあります。ときどき、事前の策として無添加の缶入りジュースを活用する程度なら問題ないでしょうが、市販のジュースを飲むのを習慣にするのはさけてほしいと思います。

駅やデパートの地下、街中などで、しぼりたてのトマトジュースや野菜ジュース、フルーツジュースなどが飲めるジューススタンドも、最近はふえてきました。そういったものを利用するのもよい方法でしょう。

また、しぼりたてを瞬間冷凍した青汁も、スーパーなどで売られている場合があります。それを自然解凍して飲むのも、次善の策の一つになるでしょう。

Q4 昼は仕事先にいて外食中心です。済陽式がんの食事療法で食べてよい外食メニューはありますか？

A4 魚・野菜料理などの定食で味つけを調整できるものがおすすめです。

刺身定食などを、しょうゆを使わないか、ごく少量つけて食べるのがよいでしょう。最近は、玄米《げんまい》がゆや五穀米《ごこくまい》ごはんなど、未精白の穀類を主食に選べる店もふえているので、そういう主食を選ぶのもおすすめです。

ファミリーレストランなどのサラダバーでは、自分で自由に素材をピックアップして味つけできるようになっているので、そういうものを利用して薄味の野菜サラダなどをたっぷり食べるのもよいでしょう。

このほかの一般的なメニューでは、そばがおすすめです。

そばの黒さは、そばの実の胚乳《はいにゅう》部分で、ビタミンB群が豊富に含まれています。そばのなかでも、でんぷんの消化酵素であるジアスターゼが豊富なダイコンといっしょに食べるおろしそばや、ビタミン、ミネラルの豊富な山菜といっしょに食べる山菜そばなどは、とくによいでしょう。ただし、塩分を控えるために、つゆは残してください。ざるそばなどの場合は、ごく少量つけるだけにします。

外食するときは、できればプチトマトや新鮮なフルーツ、良質なドライフルーツなどを持参して食べるなどして、ビタミン、ミネラル、食物繊維《しょくもつせんい》などの補給を心がけましょう。

Q5 済陽式がんの食事療法の6箇条を守っていれば、食事の量は気にしなくてもかまいませんか？

A5 自然に量がコントロールされますが、強い過食グセがある人は「腹八分め」を意識してください。

済陽式がんの食事療法を行うと、とくに意識してエネルギー（カロリー）制限をしなくても、野菜、キノコ、海藻などの低エネルギー食品が多くを占めるため、1食が自然に1600～

1800キロカロリーとなり、通常、それまでの食事より低エネルギーになります。

そのため、よく見られるパターンとしては、食事療法を始めてしばらくの間は体重がへってきます。しかし、そのまま続けていれば、ほぼその人の適正体重で落ち着き、体調もよくなってきます。

その意味では、特別に食事の量やエネルギーを気にして制限する必要はありません。ただし、なかには、過食グセが強くて、毎食、おなかがパンパンになるまで食べないと気がすまない人もいます。そういう食べ方は、じゅうぶんな消化や代謝《たいしゃ》（体内での物質の変化や入れ替わり）を妨《さまた》げる意味でもおすすめできません。

心身ともにデリケートな状態にあるがんの患者さんなら、なおさらエネルギーの過剰摂取は控えたいものです。そういう過食グセのある人は、「腹八分め」までで食事を終える習慣をつけていってください。

Q6 食欲のないときでも、無理にでも食べたほうがよいでしょうか？

A6 できるだけ野菜・果物ジュースは飲むという気持ちで取り組みましょう。

とくに抗がん剤を使用している患者さんは、食欲が落ちてなかなかものを食べられないことがあります。そういう場合は、主治医に相談し、正常な食欲を取り戻せるようにすることが重要です。

済陽式がんの食事療法を実践している人のなかには、「食欲がなくて食べられないので、むしろ野菜・果物ジュースなら飲みやすい」とおっしゃる人も少なくありません。そして、野菜・果物ジュースを飲み続けていると、やがて徐々に体力がついて、食欲が回復してくることも多いのです。

最低限、野菜・果物ジュースは飲み続けるという気持ちで、取り組んでみてください。ただし、下痢《げり》などをしているときは、一時的に野菜スープなどで代用してもかまいません。

Q7 コーヒーやお茶などは飲んでかまいませんか？

A7 野菜・果物ジュースの飲用に支障がない範囲でいれたてを飲みましょう。

コーヒー、紅茶、ウーロン茶、緑茶などは、天然の「健胃剤」ともいわれ、胃を元気づけるのに役立ちます。お茶類にはカテキンやビタミンC、コーヒーにはクロロゲン酸などのファイトケミカルが含まれています。コーヒーは、最近の研究でさまざまな健康効果があることもわかってきました。

ですから、適量なら飲んでかまいません。できるだけいれたてを飲みましょう。ペットボトルや缶入りのコーヒー・お茶類は、活性がなくなっていることが多いので、せっかく飲むならいれたてがおすすめです。

ただし、食事療法でとるべき野菜ジュースやそのほかの食品の摂取に支障をきたさない範囲で飲んでください。

Q8 間食はしてもよいですか？　その場合、何を食べるのがおすすめですか？

A8 生《なま》のフルーツやドライフルーツ、ナッツ、イモ類などがおすすめです。

おなかがすいたときの間食としては、新鮮な生のフルーツや品質のよいドライフルーツ（干しバナナ・マンゴー・パパイヤ・プルーンなど）、ナッツ、良質なヨーグルト、豆乳ヨーグルト、ふかしイモ、焼きイモなどがおすすめです。

野菜・果物ジュースの飲用や、ほかの必要な成分をとることに支障をきたさない程度にとりましょう。

ポテトチップスなどの一般的なスナック菓子やケーキ、クッキーなどは、高脂肪《しぼう》・高エネルギーなので禁止です。

Q9 血液をサラサラにする食品について教えてください。

A9 「オサカナ、スキヤネ」で覚えておきましょう。

血液をサラサラにして流れやすくしておくと、免疫細胞《めんえきさいぼう》（病原菌やがん細胞を打ち負かす細胞）ががんの病巣部《びょうそうぶ》に届きやすくなるので、免疫力のアップにつながります。そのため、当院ではMC－FAN（血液流動性測定装置）という血液の流れ具合が診断できる検査法を採用しています。

野菜、果物、海藻、キノコ類などには、血液をサラサラにする成分が多く含まれています。これらを多くとる済陽式がんの食事療法を実践している患者さんの血液をMC－FANで調べると、血液のサラサラ度が増していることがわかります。

MC－FANを初めて臨床にとり入れた栗原クリニック東京・日本橋院長の栗原毅《くりはらたけし》先生は、血液をサラサラにする代表的な食品について、その頭文字をとって「オサカナ、スキヤネ」で覚えることを推奨しています。済陽式がんの食事療法と重なる部分も多いのですが、その食品をあげておきましょう。

●オ＝お茶

Q7でもふれましたが、お茶はポリフェノールの一種であるカテキンやビタミンCを豊富に含み、血液をサラサラにする飲料の一つです。

●サ＝魚

とくに、アジ、イワシ、サンマなどの青魚は、血液をサラサラにする脂肪酸《しぼうさん》であるEPA（エイコサペンタエン酸）を豊富に含んでいます。

●カ＝海藻

ワカメ・コンブなどの海藻には、血液サラサラ効果とともに、免疫増強作用も持つフコイダンが多く含まれています。

●ナ＝納豆

納豆に多く含まれる酵素のナットウキナーゼには、血小板《けっしょうばん》（止血に必要な成分）が固まるのを防ぎ、血栓《けっせん》（血管内にできる血液のかたまり）を溶かす働きがあります。

●ス＝酢

細い血管に血液が流れるためには、赤血球《せっけっきゅう》の自由自在に形を変える能力（変形能）が高いことも大切です。酢には、その赤血球の変形能を高める作用があります。

●キ＝キノコ

豊富に含まれる食物繊維のβ《ベータ》－グルカンが、血液をサラサラにするとともに免疫増強に役立ちます。また、シイタケに多く含まれるグアニル酸には、血小板が固まるのを防ぐ作用があります。

●ヤ＝野菜
ビタミン類やポリフェノールを多く含む野菜は、全般的に血液をサラサラにするのに効果を発揮します。

●ネ＝ネギ類
野菜のなかでもネギ、ニラ、ニンニクなどは、高い抗酸化力をもつイオウ化合物という成分を含み、血液サラサラ効果にすぐれています。

Q10 注意したい食品添加物について教えてください。

A10 がんのリスクを増す危険な添加物に注意しましょう。

食品添加物のなかには自然の成分もありますが、多くは化学合成された保存料、着色料、発色剤、防カビ剤などです。これらは、動物実験で安全性を確認して使われるように定められていま

注意したい主な食品添加物

リスクの高い食品添加物	多く含まれる加工食品
亜硝酸ナトリウム 亜硝酸Na	イクラ、スジコ、タラコ、ハム、ベーコン、ウインナー、ソーセージ、サラミ、ビーフジャーキー、魚肉ソーセージ、コンビニ弁当、駅弁など
亜硫酸ナトリウム 亜硫酸Na	コンビニ弁当、駅弁、カニ缶詰、ワインなど
漂白剤 次亜硫酸ナトリウム[次亜硫酸Na]、過酸化水素	冷凍エビ、甘納豆（色の濃い甘納豆には使用されていない）、カズノコ、カット野菜、パック入りサラダなど
タール色素 赤102、黄4、青1など	イクラ、スジコ、タラコ、ウインナー、ソーセージ、梅干し、かまぼこ、グリンピース缶詰、フルーツ缶詰、漬物、ゼリーなど
ソルビン酸	コンビニ弁当、駅弁、総菜、菓子パン、ハム、ベーコン、ちくわ、かまぼこ、はんぺん、魚肉ソーセージ、サキイカ、さつま揚げ、漬物など
安息香酸ナトリウム 安息香酸Na	栄養ドリンク、炭酸飲料など
防カビ剤 オルトフェニルフェノール［OPP］オルトフェニルフェノール-ナトリウム［OPP-Na］チアベンダゾール［TBZ］イマザリル ジフェニル	オレンジ、レモン、グレープフルーツなど（国産のものには使用されていない）
スクラロース	アミノ酸飲料、炭酸飲料など
アスパルテーム・L-フェニルアラニン化合物	アミノ酸飲料、コーラ、ガム、アメ、ダイエット甘味料など
カラギーナン	豆乳など
臭素酸カリウム 臭素酸K	食パンなど

『食べてはいけない添加物 食べてもいい添加物』渡辺雄二著、大和書房より引用して改変

すが、頻繁《ひんぱん》にとると体内で蓄積するおそれがあり、がんのリスクを高める要因になります。

とくに、がんのリスクを高めるおそれが強いのが、上の表のような食品添加物です。ウインナーなどの加工品やイクラなどの塩蔵品《えんぞうひん》（塩に漬け込んだ食品）、出来合いの弁当などは、済陽式がんの食事療法ではもともと禁止ですが、気をつけたいのが輸入品の柑橘類《かんきつるい》に使われている防カビ剤です。輸入品の柑橘類を使わざるをえないときは、第3章でもふれたように、半日か一晩水に浸《つ》け、皮をむいて使ってください。

ほかの食品も、買う前に表示を確かめる習慣をつけて、食品添加物を多く含むものはさけるようにしましょう。

おわりに

「ガン医療はキセル型」

これは、第4章でもふれた「生きがい療法」で有名な、すばるクリニック院長の伊丹仁朗《いたみじんろう》先生の近著、『再発・転移・手術不能ガンも根治をめざす』（海鳥社）の冒頭にある言葉です。

キセルは、「キセル乗車」と同じように真ん中が空洞になっていることのたとえです。現在のがん医療が、三大療法（手術・放射線療法・抗がん剤）による初期治療と、緩和医療やホスピスによる終末医療には手厚いものの、標準医療で考える限り、その中間部分が空洞になっていることをこのように表現しているのです。それにかかわる部分を引用してみましょう。

「さて、このキセルの中間の竹筒の時期に、再発予防の治療や免疫増強法がしっかり行なわれれば、再発したり、終末医療に至ったりする人々は大幅に少なくなるに違いない。（中略）また、すでに再発・転移している進行ガンの人々であっても、これらの治療を併用すれば、ガンの進行を抑え元気で長生きすることができるはずなのである」（原文ママ）

伊丹先生は、その空洞部分を埋める一つの方法として、「済陽《わたよう》式がんの食事療法」をご著書の第1章にあげてくださっています。20年近く前、三大療法だけのがん治療に限界を感じ、まさにその空洞を埋めるものを模索《もさく》した結果、たどり着いたのが現在の食事療法ですから、このような位置づけでご紹介いただくのはありがたい限りです。

今回、治癒《ちゆ》・改善の望みが乏《とぼ》しい状況から、みごとに回復された患者さんたちの生死を分けたポイントに注目して本書をまとめてみて、改めて思ったのは、三大医療の欠けた部分、すなわち、免疫力《めんえきりょく》（体内に病原体やがん細胞が侵入しても発病を抑える力）の増強や体力の底上げを、食事療法で行う大切さに気づいた人は強いということでした。

これは、伊丹先生のいう現在のがん医療の「キセル型」構造に気づくことと重なります。そこに目が開いた人は、三大療法だけを続けていても、免疫力が低下して追い込まれていく未来が見えるので、人から何もいわれなくても熱心にがんの食事療法に打ち込みます。けっきょくのところ、その意識を持てるかどうかが、生死を分ける根本的なポイントなのかもしれません。

一人でも多くの人が、がん医療の空洞に気づき、それを埋めるがんの食事療法を知っていただくことを願って、筆を擱《お》きます。

2021年、中秋《ちゅうしゅう》

著者記す

参考文献

『今あるガンが消えていく食事』済陽高穂著　マキノ出版
『今あるガンが消えていく食事 超実践編』済陽高穂著　マキノ出版
『今ある病気が自力で治りだす食事』済陽高穂著　マキノ出版
『晩期ガンから生還した15人の食事』済陽高穂著　マキノ出版
『今あるガンが消えていく食事 余命宣告からの生還』済陽高穂著　マキノ出版
『ガンが消えていく食事 成功の秘訣』済陽高穂・志澤 弘共著　マキノ出版
『ガンが消えていく最強のレシピ』済陽高穂著　マキノ出版
『チャイナ・スタディー』T・コリン・キャンベル、トーマス・M・キャンベル著、松田麻美子訳、グスコー出版
『がんに勝つ食事』済陽高穂・栗原　毅共著　河出書房新社
『生きがい療法でガンに克つ』伊丹仁朗著　講談社
『再発・転移・手術不能ガンも根治をめざす』伊丹仁朗・山田秀世共著　海鳥社
『今あるがんに勝つジュース』済陽高穂著　新星出版社

『ガンが消え、万病を治す奇跡の食事』済陽高穂著　ＫＫベストセラーズ
『一生薬のいらない体になる！　健康のしくみ図鑑』済陽高穂・栗原毅共著　宝島社
『阿保徹の免疫力を上げる45の方法』阿保徹監修　学研プラス
『食べてはいけない添加物　食べてもいい添加物』渡辺雄二著　大和書房

濟陽高穂（わたよう・たかほ）

1970年、千葉大学医学部卒業後、東京女子医科大学消化器病センター入局。73年、国際外科学会交換研修員としてアメリカ・テキサス大学外科教室（J.C.トンプソン教授）に留学し、消化管ホルモンについて研究。帰国後、東京女子医科大学助教授。94年、都立荏原病院外科部長。2003年、都立大塚病院副院長。06年、千葉大学医学部臨床教授を兼任。08年、三愛病院医学研究所所長。トワーム小江戸病院院長。同年11月、西台クリニック院長。18年、同クリニック理事長。主な著書に『今あるガンが消えていく食事』『図解 今あるガンが消えていく食事』『令和版 100歳まで元気に生きる食事術』『ガンが消えていく最強のレシピ』（いずれもマキノ出版）などがある。明朝時代に中国から渡来し、九州・都城の島津氏に仕えた薬師を先祖に持つ。

進行がんが消えていく食事 成功の極意

2021年10月26日　第1刷発行

著者	濟陽高穂
発行者	室橋一彦
発行所	株式会社マキノ出版 〒103-0025 東京都中央区日本橋茅場町3-4-2 KDX茅場町ビル4階 電話 03-5643-2410
ホームページ	https://www.makino-g.jp/
印刷・製本	奥村印刷株式会社

お問い合わせは、編集関係は書籍編集部（☎03-5643-2418）、販売関係は販売部（☎03-5643-2410）へお願いいたします。

定価はカバーに明示してあります。

ISBN 978-4-8376-1413-5